AF325647

Alexis BERTRAND

Correspondant de l'Institut,
Professeur à la Faculté des Lettres de l'Université de Lyon.

MES
VIEUX MÉDECINS

La philosophie chez les médecins
Le séjour de Rabelais à Lyon
Une théorie du rire : Laurent Joubert
L'Art de connaître les hommes, de Cureau de la Chambre
Guy Patin et ses amis, Spon et Falconet
L'Animisme de Cl. Perrault
Théories microbiennes et hypnotiques, deux précurseurs :
J.-B. Goiffon et D. Petetin
Deux lois psycho-physiologiques : Chevreul et Charcot
Le Corps et l'Esprit, d'après Hack Tuke

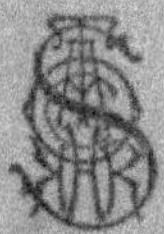

A. STORCK & Cⁱᵉ, IMPRIMEURS-ÉDITEURS, LYON
PARIS, 16, Rue de Condé, VIᵉ

1905

MES VIEUX MÉDECINS

DU MÊME AUTEUR

Chez STORCK

Les Thèses monadologiques de G. Tarde, brochure in-8°.

Chez ALCAN

(Bibliothèque de Philosophie contemporaine.)

L'Aperception du corps humain par la conscience, in-8° (épuisé).

La Psychologie de l'Effort et les doctrines contemporaines, in-12.

L'Enseignement intégral, in-8°.

Les Études dans la Démocratie, in-8°.

Le Pessimisme : Histoire et Critique, traduit de l'anglais de James Sully, in-8°.

L'Immortalité chez les Panthéistes : Plotin, Spinoza, in-8° (épuisé).

Chez LEROUX

Science et Psychologie ; Nouvelles Œuvres inédites de Maine de Biran, in-8°.

Chez DELAPLANE

Lexique de Philosophie, in-8°.

Principes de Philosophie scientifique et de Philosophie morale, in-8°.

Librairie de l'ART

François Rude, in-4° avec gravures.

Chez E. BELIN

L'Éducation intellectuelle, morale, physique, trad. de l'anglais de Herbert Spencer, in-12.

La Monadologie ; les Nouveaux Essais sur l'Entendement humain, de Leibniz (éd. classique).

Chez DELAGRAVE

Le De Vità beatà de Sénèque (éd. classique).

La Déclaration des Droits de l'homme et du citoyen (Origines, Discussions parlementaires, Critiques), in-8°.

Chez PICARD

Extraits des « Séances et Travaux de l'Académie des Sciences morales et politiques ».

L'Effort musculaire ; le Texte primitif du Contrat social ; P.-J. Proudhon et les Lyonnais.

Alexis BERTRAND

Correspondant de l'Institut,

Professeur à la Faculté des Lettres de l'Université de Lyon.

MES
VIEUX MÉDECINS

La philosophie chez les médecins
Le séjour de Rabelais à Lyon
Une théorie du rire : Laurent Joubert
L'Art de connaître les hommes, de Cureau de la Chambre
Guy Patin et ses amis, Spon et Falconet
L'Animisme de Cl. Perrault
Théories microbiennes et hypnotiques, deux précurseurs :
J.-B. Goiffon et D. Petetin
Deux lois psycho-physiologiques : Chevreul et Charcot
Le Corps et l'Esprit, d'après Hack Tuke

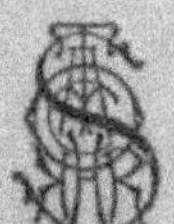

A. STORCK & Cie, Imprimeurs-Éditeurs, LYON

PARIS, 16, Rue de Condé, VIe

1904

PREFACE

Claude Bernard, quelques jours avant sa mort,
disait à ses amis : « C'est dommage, c'eût été bien
finir ! » C'était à d'importantes et décisives expé-
rimentations commencées qu'allaient sa pensée et
ses regrets ; mais c'était aussi à son ouvrage annoncé déjà par le libraire, Histoire des théories de
la Vie, dont il ne laissait que de courts fragments.
Claude Bernard estimait donc que les recherches
historique sur la philosophie chez les médecins
avaient leur intérêt et leur importance scientifique : sa haute autorité justifierait à elle seule la
publication du présent ouvrage dont le vrai titre
serait peut-être : la Psychologie dans la Médecine
française.

Si modeste qu'il soit dans son format et dans
ses prétentions, il y a vingt-cinq ans qu'il est sur
le métier. Le premier chapitre est une leçon faite
en 1883 à la Faculté des Lettres de Dijon. Mais la
province ne m'a pas été, pour ces recherches un
peu spéciales, favorable ou généreuse : ni Dijon
d'abord, ni Lyon ensuite, quelque riches que soient

sur d'autres points leurs bibliothèques, ne m'ont
offert les ressources nécessaires. J'ai dû constater
et déplorer de trop nombreuses lacunes, parce que le
fil de l'histoire des doctrines se cassait à chaque instant dans ma main. L'ouvrage est donc encore ina-
chevé. Au lieu d'une œuvre plus ou moins savante
et approfondie sur la Philosophie chez les Médecins qui fut le rêve initial, je me décide à ne publier que quelques articles à côté sur des sujets
plus avenants qui n'effrayaient pas l'hospitalité
de Revues accueillantes, mais en général ennemies
de l'érudition.

Ce n'est pas que je cède au découragement ni
que j'abandonne le projet primitif : je ne fais
qu'en ajourner l'exécution finale. Et même si la
tâche m'était rendue à jamais impossible, si je devais renoncer à la mener personnellement à bonne
fin, j'aurais déjà pour me consoler la satisfaction
de constater que le monument s'élève sous mes
yeux, mais par un effort collectif. Des élèves qui
sont maintenant des maîtres attaquent courageu-
sement l'obstacle et le brisent en détail. L'un
d'eux, M. Figard, vient de nous élucider, amplement et bien à fond, la philosophie de Jean Fernel ; un autre, M. Colonna d'Istria, poursuit de très
savantes études sur Pinel, Bichat, Cabanis. Des
thèses moins importantes mais qui sont aussi de
bonnes monographies de philosophie médicale ont
été soutenues, non sans éclat, devant la Faculté des
Lettres de l'Université de Lyon sur la secte des

Empiriques grecs, *sur la* Théorie de la connaissance *du médecin Cureau de la Chambre.*

*Je puis donc désormais sans trop de remords
publier ces quelques études moins savantes, un
peu exotériques. J'y suis presque obligé par le
désir de mes amis et le vœu de mes lecteurs. Beaucoup aussi, je l'avoue, pour ma satisfaction personnelle, par suite d'un fait psychologique plutôt
bizarre et désagréable : tel des chapitres de ce livre,* Rabelais à Lyon, *par exemple, publié primitivement dans la* Nouvelle Revue, *avait été si
souvent reproduit qu'à l'auteur lui-même, parfois
nommé, oublié parfois, il avait fini par donner
l'expression de l'impersonnel, l'anonyme, l'étranger. D'autres chapitres dormaient leur long sommeil dans des revues à cent volumes, la* Revue
scientifique, *la* Revue philosophique, *et c'était déjà
tout un travail que de les y découvrir et de les en
extraire.*

Même aventure m'est arrivée pour le Cours mu-
nicipal de Sociologie *que je professe à Lyon depuis
plus de vingt ans et qui a du moins ce relatif mérite d'être en date le premier cours de sociologie
qui ait été institué en France. Pour n'en avoir publié que des leçons isolées, je ne dirai pas qu'on
m'a « volé mes faits », mais j'ai dû me résigner à
en voir les idées et les thèses passer souvent en
d'autres mains sans pouvoir faire valoir personnellement aucun droit d'antériorité ou d'originalité. Je n'en citerai qu'un exemple. Une de ces le-*

çons est devenue une étude lue d'abord à l'Institut (4 avril 1891), publiée ensuite dans le recueil des Sciences et Travaux de l'Académie des sciences morales et politiques, puis reproduite par la Revue de la Révolution française ; elle avait pour titre : Le Texte primitif du Contrat social. Le manuscrit de J.-J. Rousseau conservé à Genève, alors presque ignoré, maintenant presque célèbre, était pour la première fois en France examiné et critiqué. Que cet examen critique ait été la cause occasionnelle de la monumentale édition du Contrat social, donnée en 1896 par M. Dreyfus-Brisac, il y aurait vraiment à en douter une affectation de modestie ; qu'il ait été la cause immédiate et efficiente de la savante thèse de M. Windenberger sur la République confédérative des petits Etats ou la politique étrangère de J.-J. Rousseau, j'en puis douter d'autant moins que l'auteur l'affirme et qu'il me dédie son ouvrage.

C'est assez dire que ce petit volume de psychologie médicale et le volume analogue de sociologie qui le suivra de près viennent à la fois trop tôt et trop tard. Ce sont des publications en même temps prématurées et tardives, mais à mon sens nécessaires, en attendant les œuvres érudites, plus fournies et documentées, plus pédantes si l'on veut, mais non pas plus sincères.

Je ne m'excuse nullement d'ailleurs et n'éprouve pas le moindre scrupule en les publiant d'abord sous cette forme, car j'ai toujours pensé que le philosophe ne déroge pas, qu'il s'honore plutôt en s'efforçant de rendre la philosophie accessible, abordable. Ce n'est pas, à proprement parler, la science, c'est une allée qui conduit à la science. Il n'y a rien de ridicule à planter les arbres de l'avenue avant de bâtir la maison : ils croîtront moins vite qu'elle ne se construira et un peu de verdure tempérera heureusement la blancheur trop crue des murs trop neufs.

que le philosophe ne déroge pas, qu'il s'honore

CHAPITRE PREMIER

La philosophie chez les médecins

——

I

La philosophie chez les médecins : quel sujet
vaste, neuf, hérissé de difficultés ! Dénombrer les
qualités qu'il faudrait posséder pour le bien traiter,
c'est énumérer ses motifs d'inquiétude et d'appréhension : il exigerait une érudition sûre d'elle-
même, un sens critique délié et judicieux, une
rare sagacité philosophique, et surtout l'art si difficile de découvrir dans le dédale des systèmes le
fil conducteur, et de saisir, sous les incessantes
variations du langage, le vrai caractère des doctrines. Une seule circonstance, sur laquelle j'arrête complaisamment ma pensée, me rassure un
peu : est-il possible qu'une étude qui permettra
si souvent de laisser la parole aux maîtres de
la médecine ancienne et moderne soit dénuée d'intérêt et d'utilité ? Après avoir exposé antérieure-

ment la *Logique des sciences expérimentales*, étudié ensuite les *Fonctions psychologiques du corps humain*, il eût été habile sans doute d'abandonner pour un temps les savants et les médecins et de faire un voyage d'exploration sur les terres moins arides de la morale, ou bien une intéressante excursion dans les régions toujours fleuries de l'esthétique. Mais essayer de se justifier, à quoi bon ? Il est des esprits universels dont la brillante mobilité se meut sur tout l'horizon des connaissances humaines et y projette comme une traînée lumineuse ; il en est d'autres, plus modestes, qui ne songent qu'à tracer patiemment dans un champ circonscrit de profonds sillons. Si les uns ont le vol hardi de l'aigle, les autres ont le pas pesant du bœuf. Bien naïf ou bien fat qui espérerait, à l'heure présente où la science et la philosophie déploient sur tant de points une si féconde activité, allier ces deux qualités incompatibles, l'universalité et la profondeur ! Il est agréable de se jouer autour des questions qui passionnent la curiosité publique ; mais il est utile et nécessaire, à qui n'a dans l'esprit que les sévères préoccupations de la science, de limiter scrupuleusement son sujet afin de creuser profond et de tracer droit. La forme géométrique pour expliquer les passions et les vices, comme s'il s'agissait de lignes et de plans ! s'écriaient les détracteurs de Spinosa. « Que voulez-vous ? répondait-il, c'est ma méthode ; et il ajoutait, non sans dédain : *Ridere ma-*

lunt quam intelligere. Tant pis pour ceux qui aiment mieux me railler que me suivre. »

Admettre l'intime union de la philosophie et de la médecine, c'est poser implicitement ces deux problèmes : — quels sont les principes philosophiques de la médecine ? — quelles ont été les doctrines philosophiques des médecins ? — Loin de moi la prétention de résoudre le premier : c'est exclusivement sur le second que rouleront toutes nos recherches. Broca, une des grandes autorités médicales de notre époque, écrivait dans son étude sur Celse : « Cette alliance de la médecine et de la philosophie, mise en pratique par plusieurs sages de la Grèce, réclamée par Galien en faveur de la médecine, puis par Descartes en faveur de la philosophie est devenue bien difficile aujourd'hui, car, s'il est vrai que bon nombre de médecins cultivent avec succès les études philosophiques, il est plus vrai encore que la plupart de ceux qui font profession d'écrire sur la philosophie n'ont pas la plus légère teinture des connaissances médicales. » La postérité cassera-t-elle ce jugement sévère porté sur l'école de V. Cousin ? Il est difficile de l'affirmer ; mais il est certain qu'infliger aux philosophes d'aujourd'hui cette condamnation sommaire serait souverainement injuste : la science des choses divines et humaines, comme on définissait jadis la philosophie, s'est de plus en plus séparée de la théologie pour puiser à pleines mains dans le riche répertoire de documents humains que lui offrait la médecine. Evolution bien naturelle, car au milieu de notre société affairée, inquiète, haletante, qui donc, sinon le médecin, jette encore de pénétrants regards sur notre nature ? Qui sait mieux que le médecin discerner nos tendances, deviner nos secrètes émotions, percer à jour nos infirmités cachées ? J'entends le vrai médecin, non le vulgaire praticien qui a pour seuls oracles le codex et le dictionnaire de médecine, non l'empirique aveugle qui borne volontairement son horizon à la portée de son ombre et se croirait déshonoré s'il laissait un instant la pensée et la réflexion guider ses yeux et sa main ? Le vrai médecin et le vrai philosophe sont des hommes d'intuition et de raisonnement, de synthèse et d'analyse, d'art et de science.

Voulez-vous enrichir la philosophie ? Ouvrez une vaste et consciencieuse enquête historique sur les théories philosophiques des médecins depuis Hippocrate jusqu'à Cl. Bernard. Que d'obscurités dissipées dès qu'on cherche dans le sol médical les racines profondes de mainte théorie philosophique! L'empirisme et le scepticisme sont-ils autre chose que les fils légitimes de la spéculation en médecine ? Il faut donc que le philosophe se familiarise avec la littérature médicale ; il faut surtout qu'il pénètre dans les laboratoires, s'arme du scalpel, séjourne dans les salles de dissection, fréquente les asiles d'aliénés, saisisse sur le vif les lois de la vie et de la pensée au chevet du malade, au cabanon du fou, précieux sujets d'expérience que lui jettent en pâture la lutte pour la vie et le combat social. Vous enseignez la philosophie et vous étudiez scrupuleusement les ouvrages de Platon et de Descartes : c'est fort bien, mais à condition de passer plus de journées à disséquer des cerveaux et à faire des expériences sur le système nerveux que d'heures à commenter les textes et à comparer les systèmes.

On lit dans les écrits attribués à Hippocrate que la médecine fut jadis appelée en consultation auprès de la philosophie. Démocrite, jusque-là célèbre par son génie et sa sagesse, était devenu fou à lier. Les Abdéritains se montraient consternés, car les symptômes éclataient aux yeux les moins clairvoyants : Démocrite ne s'enfonçait-il pas dans la solitude ? ne le voyait-on pas négliger le soin de ses affaires, dédaigner les rivalités et les âpres luttes de la politique, et même rester étranger et indifférent aux scandales et aux commérages de son quartier ? L'insensé pâlissait sur les livres, ne parlant que de vide et d'atomes crochus, et cherchait le siège de la raison dans les labyrinthes d'un cerveau où il égarait sa main et sa pensée ! Hippocrate mandé en toute hâte accourut. Quels ne furent pas le dépit et l'indignation des petits esprits d'Abdère ! le père de la médecine les traita eux-mêmes d'insensés, interrogea curieusement son prétendu malade sur ses découvertes, étonné et ravi d'avoir tant à apprendre d'un philosophe ; puis, au départ, il lui fit don d'un livre qu'il venait d'écrire sur l'usage de l'ellébore, et reçut en retour le *Traité de la Folie*, que Démocrite venait d'achever. Il me semble que ce récit est plein d'enseignements. Heureux temps où ceux qui administrent l'ellébore et ceux qui méditent sur la folie, au lieu de se lancer l'anathème, échangeaient leurs ouvrages ! Les Abdéritains ne cesseront jamais de nous accuser de folie et de nous crier : Songe-creux ! mais qu'en pensent les asclépiades du temps présent et du temps passé ? Je prétends prouver que la philosophie et la médecine s'aident et se pénètrent mutuellement, que leur histoire est parallèle et solidaire et qu'à aucune époque les plus éminents représentants des deux sciences n'ont oublié les bons procédés d'Hippocrate et de Démocrite et n'ont cessé de marcher la main dans la main. Pour arriver à ce but, je réduirai ma thèse à deux points essentiels que je vais essayer de mettre en lumière. — Les grandes époques et les révolutions décisives de la médecine ont toujours eu un profond retentissement en philosophie et correspondent historiquement aux grandes époques et aux révolutions de son histoire. — Bien plus, les questions théoriques et pratiques sur lesquelles l'étude de l'homme sain et malade appellent les méditations des médecins sont précisément celles qui attirent de préférence l'attention des philosophes et qui donnent à notre philosophie contemporaine son puissant et sérieux intérêt.

II

Vous connaissez l'origine de la médecine en Grèce : elle vécut d'abord, comme la philosophie, à l'ombre des temples, au sein même des superstitions qu'elle devait tant contribuer à détruire. Elle ne sortit des asclépions, ou temples d'Esculape, que guidée par la philosophie et fit dans les gymnases ses premiers pas indépendants. Ce ne fut pas sans luttes et sans périls qu'elle se dépouilla peu à peu et de l'empirisme aveugle et du charlatanisme éhonté. Progrès constants et retours passagers en arrière, périodes d'éclat et éclipses momentanées : tout est semblable dans l'histoire des deux sciences. La philosophie met aussi des siècles à se séculariser et à devenir définitivement laïque et scientifique : rappelez-vous Anaxagore accusé d'athéisme et exilé, Socrate buvant la cigüe, Aristote lui-même, pour épargner aux Athéniens un nouvel attentat contre la philosophie, fuyant la ville qu'il avait tant illustrée. Si nous voulons faire revivre le temps où la pratique et l'enseignement de la médecine étaient entièrement entre les mains des prêtres, les documents authentiques, asclépions ruinés, tablettes votives, textes précis, ne nous manqueront pas, et le cercle des choses humaines a de si singuliers retours que peut-être le présent éclairera le passé.

Dans un site salubre et pittoresque, au milieu d'un bois sacré de chênes ou d'oliviers dont le feuillage interceptait les vents malfaisants et purifiait l'air, auprès d'une source d'eau vive, souvent minérale ou thermale, s'élevait un temple d'Esculape. Nul profane n'y pouvait pénétrer sans des purifications réitérées et de solennelles initiations. Les malades n'avaient pas le droit d'y mourir ; on emmenait les moribonds hors de l'enceinte, car c'eût été une souillure au temple de la santé et une injure à cette médecine divine et infaillible. Le dieu respirait la fumée du sang des victimes continuellement immolées, et les prêtres se nourrissaient de leur chair. Entrons dans le sanctuaire : Esculape tient en main le bâton noueux, symbole des difficultés de l'art ; on voit à ses pieds le coq vigilant, le serpent emblématique qui signifie prudence, longue vie, rajeunissement. Il envoie aux malades fervents couchés sur la peau des victimes, ivres de parfums et de musique, des songes étranges où tous les détails de la cure sont indiqués. Que de guérisons miraculeuses ! « Ces jours derniers, atteste une tablette votive trouvée dans l'île du Tibre, un certain Gaïus qui était aveugle, apprit de l'oracle qu'il devait se rendre à l'autel, y adresser ses prières, puis traverser le temple de droite à gauche, poser ses cinq doigts sur l'autel, lever la main et la placer sur ses yeux. Il recouvra aussitôt la vue en présence et aux acclamations du peuple. » Voici un récit authentique emprunté

à Elien : « Un jour, à Epidaure, une femme affli-
gée du tænia et abandonnée par tous les médecins
arriva en l'absence d'Esculape. Les prêtres se firent fort de remplacer le dieu ; l'un d'eux coupa
la tête à la malheureuse, l'autre arracha un tænia
gigantesque. Mais hélas ! impossible de ressouder
la tête au tronc ! Heureusement, Esculape arriva
juste au moment critique : il administra une verte
semonce à ses ministres, recolla lui-même la tête
et renvoya la pauvre femme en parfaite santé. »
Cette médecine hiératique n'avait pas sa pareille
pour frapper de coups redoublés et irrésistibles
l'imagination déjà ébranlée des malades : jeûnes
prolongés et bains purificateurs, pour agir sur le
cerveau et surexciter les nerfs ; récits mystiques,
en style ampoulé, des miracles opérés par le dieu;
sommeil plein de visions fantastiques au milieu des
parfums et sur la peau tiède encore des victimes ;
chants et processions de prêtres et de pèlerins fanatiques qui se communiquaient par contagion le
délire et l'enthousiasme au milieu des féeries d'une
nuit enflammée, toute retentissante du bruit des
hymnes et des instruments. Qui n'eût été guéri ?
Qui eût refusé de jeter dans la fontaine miraculeuse, pour la plus grande gloire d'Esculape, quelques pièces d'or ou d'argent ?

Il était urgent, vous le voyez, de faire descendre la médecine du ciel sur la terre. Ce fut le rôle
tout socratique réservé à Hippocrate, le plus philosophe des médecins, bien qu'il ait mérité l'é-

loge que Celse lui décerne d'avoir le premier séparé la médecine de la philosophie, entendez la philosophie vaine et téméraire des prédécesseurs de Socrate. De même que Socrate avait interdit à la philosophie les rêves cosmogoniques pour la ramener à sa véritable tâche, l'observation et la direction de l'homme moral ; de même Hippocrate bannit de la médecine les spéculations ambitieuses pour concentrer ses recherches sur l'étude de l'homme physique, sain ou malade. Sous la vigoureuse impulsion de ces grands réformateurs, les deux sciences prirent enfin conscience d'elles-mêmes, de leur rôle et de leur méthode, et Hippocrate put déclarer fièrement que « le médecin philosophe est égal aux dieux ». Déjà l'école de Pythagore avait cultivé l'hygiène et fondé l'anatomie ; déjà Empédocle, le poëte inspiré, et Démocrite, le plus savant des Grecs avant Aristote, avaient mérité leur renommée autant par leurs connaissances médicales que par leur philosophie. La médecine, sans rien répudier de l'héritage du passé, apprit d'Hippocrate à être impitoyable pour les systèmes préconçus, les caprices de l'imagination, les ambitieuses hypothèses. « La médecine, dit-il, n'a aucun besoin d'une supposition vide comme les choses occultes, pour lesquelles, si on veut en discourir, il faut nécessairement se servir d'hypothèses ; par exemple, dans les dissertations sur les objets célestes ou souterrains, quand même celui qui parle prétendrait savoir ce que sont ces objets, ni lui ni ceux

qui écoutent n'auraient aucun signe évident de la
vérité et de la fausseté des assertions, car toute
vérification est impossible. » Ce noble et ferme langage du père de la médecine ne vous rappelle-t-il
pas Socrate défendant à ses disciples les spéculations creuses sur les mathématiques et la météo-
rologie, Aristote proclamant que, s'il est une
science digne d'exciter chez les dieux l'envie et la
jalousie, c'est la philosophie première, la plus divine des sciences humaines ?

Placer Hippocrate au rang des grands philosophes, est-ce un paradoxe ou même une vue nouvelle ? Nullement ; Platon n'a pas dédaigné d'in-
voquer son témoignage sur un point important de
méthode. Socrate parle ainsi dans le Phèdre :
« Crois-tu qu'on puisse comprendre jusqu'à un
certain point la nature de l'âme sans étudier la
nature de l'ensemble des choses ? — Si l'on en
croit Hippocrate, le fils des Asclépiades, on ne
peut même comprendre la nature du corps sans
cette méthode. — Vois donc ce qu'Hippocrate et la
méthode pourraient dire sur la nature. » Ne crai-
gnons pas d'insister sur un point aussi essentiel,
et citons encore ce texte d'Hippocrate où l'on retrouve en chaque mot l'esprit socratique et cartésien : « Je pense encore que c'est par la médecine
seule que l'on arrivera à quelques connaissances
positives sur la nature humaine, mais à condition
d'embrasser la médecine même dans sa véritable
généralité ; sans cela, il me semble qu'on est bien

loin de telles connaissances, je veux dire de savoir ce qu'est l'homme, par quelles causes il subsiste et le reste exactement. Aussi je crois ferme-
ment que tout médecin doit étudier la nature humaine. » Hippocrate avait étudié la santé dans les
gymnases, la maladie dans les asclépions et l'esprit de généralisation dans les écoles de philosophie. C'est l'opinion de E. Littré : les philosophes,
dit-il, ne s'étaient pas tenus à de pures théories ;
ils avaient poussé aussi loin qu'il était possible
alors le soin de l'observation directe et de la recherche des faits. Et pourtant, telle est la force des
opinions préconçues, qu'un savant historien de la
médecine, Daremberg, déclare que ceux qui regardent les anciens philosophes comme des anatomis-
tes et comme des médecins deviennent dupes ou
coupables (le mot est fort) d'une véritable mysti-
fication.

La première réforme radicale de la médecine et
de la philosophie se résume donc dans les noms de
Socrate et d'Hippocrate. L'énergique impulsion
qu'ils donnèrent aux esprits se fait sentir pendant
six siècles d'un incomparable éclat ; puis, à la
veille de leur longue décadence, les deux sciences,
armées de toutes les ressources de l'esprit humain,
atteignent leur apogée et se résument en deux hommes de génie d'un savoir encyclopédique, Galien
et Plotin. L'intervalle est rempli par les luttes de
trois célèbres écoles médicales : l'empirisme, le
méthodisme et le dogmatisme, qui correspondent

exactement à l'épicurisme, au stoïcisme et au platonisme. Evitons toute équivoque : je ne veux pas dire simplement qu'il y eut des médecins péripatéticiens, stoïciens et platoniciens, car il est manifeste qu'il importe peu à la science médicale qu'un médecin, en dehors de son art, épouse telle ou telle opinion philosophique ou théologique ; je veux dire que chaque école médicale reçut l'empreinte d'une certaine doctrine philosophique. Il y a plus : tel système, par exemple le scepticisme, ne porta tous ses fruits et n'eut d'éminents représentants que dans la classe des médecins.

Le fondateur de la secte empirique fut, dit-on, le médecin Acron, contemporain d'Hippocrate et compatriote d'Empédocle. Il se bornait à l'observation pure et simple des faits, aussi était-il peu en renom auprès des philosophes, toujours enchantés de donner ou de recevoir des explications. Sérapion soutint même résolument, selon Celse, qu'il faut bannir de la médecine, non seulement toute recherche sur les causes des maladies ou étiologie, mais encore toute méthode, tout raisonnement, toute réflexion. Aug. Comte prétend que le pur empirisme est stérile ; pourtant, Aristote avait dit que la connaissance exacte du fait dispenserait de toute recherche sur les causes et les principes. Il y avait, en réalité, dans l'empirisme même, le germe d'une profonde doctrine ; nous voyons ce germe éclore avec Pyrrhon et fleurir avec Sextus Empiricus, Agrippa et toute une brillante lignée de médecins précurseurs sur bien des points — on ne saurait en faire un plus grand éloge — de Kant et du criticisme moderne. Ainsi compris, le scepticisme est un des systèmes qui font le plus d'honneur à l'esprit humain en général et à la médecine en particulier.

Les doctrines atomistiques et épicuriennes pénétrèrent dans la médecine avec Asclépiade. Déjà Démocrite avait expliqué les grandes épidémies par la destruction des corps célestes et le mélange confus de leurs atomes délétères avec ceux de notre atmosphère. Asclépiade, rhéteur élégant et applaudi, s'empara d'une doctrine fort goûtée des Romains, rejeta les remèdes violents et séduisit sa riche clientèle par ces trois mots souverains, vraie formule de la médecine épicurienne : prompte, sûre, agréable. Connaître les pores ou filières par où circulent les atomes, charriés par la masse du sang, savoir à propos les resserrer ou les relâcher, voilà toute la médecine. Ne reconnaissez-vous pas le vide et les atomes de Démocrite et d'Epicure ? Autre analogie frappante et moins remarquée : les *Anticipations* d'Epicure, sortes d'idées générales, résultant pour la mémoire du choc répété des impressions semblables, devinrent les *communautés* du méthodisme de Thessalus. Toutes les maladies furent ramenées, d'après leurs caractères communs, au *resserré*, au *relâché* et au *mixte*. La médecine se simplifia, mais aussi s'abaissa en même temps que la philosophie ; le premier venu put devenir en quelques mois épicurien et, par surcroît, médecin.

L'empirisme et le méthodisme ne répondaient complètement ni aux nécessités de la médecine, si souvent obligée de s'enquérir des causes pour modifier les effets, ni aux exigences de l'esprit humain, toujours préoccupé, outre l'enchaînement des phénomènes, de leurs causes premières et de leurs dernières raisons. Le dogmatisme d'Hippocrate fut donc repris et restauré : la vertu médicatrice reçut un nom nouveau et devint, sous l'influence du stoïcisme, le *souffle* d'Athénée, fragment de l'âme du monde, étincelle du feu artiste, principe subtilisé et peut-être spiritualisé de la vie et du mouvement chez l'homme et chez l'animal. Le cycle entier des doctrines médicales était désormais parcouru : voici venir les rêveries orientales, la magie et la thaumaturgie, l'éclectisme et le mysticisme alexandrins. Plotin, superposant les doctrines stoïcienne, péripatéticienne et platonicienne, construisit, avec le panthéisme pour ciment, un gigantesque édifice philosophique. Galien, alliant ensemble, par une synthèse puissante, l'empirisme, le méthodisme et le dogmatisme, fonda le plus compréhensif des systèmes médicaux de l'antiquité et mérita, par son génie et par sa science, la gloire de régner presque sans partage sur la médecine du moyen âge.

III

Cette médecine est toute d'emprunt. Vous me permettrez donc, pour aller plus vite au but, et malgré la célébrité des Paracelse et des Van Helmont, de la passer sous silence. Les médecins jurent par Galien, les philosophes par Aristote, et l'esprit humain, durant de longs siècles, reste stationnaire. Dès l'aurore de la pensée moderne, nous retrouvons les deux sciences intimement unies : « Ma bibliothèque, la voilà ! » disait Descartes, en montrant à un ami le cabinet où il disséquait. Toutes les doctrines modernes peuvent se rattacher à trois écoles : celle de l'expérience ou de Galilée, celle de l'analyse ou de Descartes, et celle de l'intuition ou de Leibniz. Essayons de caractériser en quelques mots les tendances de ces trois écoles et leur influence sur la médecine. Nous remarquerons d'abord que la médecine tend à devenir une application de la philosophie, comme l'industrie n'est, au fond, qu'une application de la science. Harvey, l'immortel auteur de la découverte de la circulation du sang, est, comme Galilée, un pur expérimentateur. Le grand théoricien de l'école de l'expérience est notre Cl. Bernard, dont le nom est moins celui d'un physiologiste que celui de la physiologie même. Cl. Bernard toutefois ne dédaigne ni l'analyse ni l'intuition : « L'expé-

rience, dit-il, est le privilège de la raison », et ailleurs : « Nous avons dans l'esprit l'intuition ou le
sentiment des lois de la nature ». L'influence de
Descartes, apôtre convaincu et écouté de la circulation, se fait surtout sentir chez Sylvius et Boerhaave : le corps humain devient, comme le monde
lui-même, un problème de mécanique, une géomé-
trie vivante. De l'aveu d'Auguste Comte, la tentative de ramener la vie aux forces physico-chimi-
ques était « une opération philosophique alors pré-
maturée ». Aussi, Stahl, cartésien convaincu et
ardent adversaire de Leibniz et de son disciple
Hoffmann, est-il obligé de recourir à l'âme pour
expliquer la vie et la formation de l'organisme et
de lui attribuer généreusement la vertu médicatrice et plastique. Leibniz a dit du spinozisme qu'il
est un cartésianisme immodéré : on peut en dire
autant de l'animisme stahlien, hardie et paradoxale doctrine inspirée par Descartes, mais que
Descartes eût certainement désavouée.

Tout est animé, disait Spinoza. Ce fut aussi la
pensée de Campanella : « Il y a, disait-il, un *sentiment* des choses, une sorte d'*appétit* dans l'espace lui-même ; le monde, image de Dieu, est tout
sensation, tout vie, tout âme. » Ces vues ou plutôt ces rêves de l'auteur de la *Cité du Soleil* n'exer-
cèrent pas une médiocre influence sur la médecine
et sur la philosophie. Glisson et Leibniz bannirent
du monde « la torpeur et l'inertie » pour mettre
partout l'énergie et l'activité. Le corps organisé

est comme un jardin plein de plantes ou un étang plein de poissons, mais chaque partie de la plante, chaque goutte d'eau de l'étang est encore une plante pareille et un pareil étang. Partout donc la sensibilité ou du moins, comme dira Haller, l'*irritabilité*. Hoffmann fut le Stahl du leibnizianisme : « Avec lui, dit un médecin, l'organisme a déjà plus de vie propre ; on y sent des frémissements et des spasmes... qui s'approchent bien plus de l'action nerveuse que les esprits animaux de Descartes. L'impression prend peu à peu la place de l'impulsion. » Bordeu, plus hardi encore et plus systématique, déclare que la vie de l'animal n'est que la somme des vies particulières des organes considérés isolément. Bichat, enfin, ne se contente pas de considérer le corps vivant comme une fédération d'organismes ; il décompose les organes eux-mêmes en tissus vivants. Encore un pas, et nous voyons surgir la physiologie cellulaire : l'organisme devient une colonie d'animaux rudimentaires et peut-être une hiérarchie de consciences ou de *moi partiels*.

IV

Vous n'en doutez plus, après cette trop rapide esquisse : dans les flots troublés de la littérature médicale, la philosophie découvre des paillettes d'or et recueille un ample butin. Mettons-nous donc immédiatement à l'œuvre, et d'abord attachons-nous à déterminer avec précision les questions que nous devrons poser aux médecins de tous les siècles et de toutes les écoles. Dès le premier coup d'œil, nous nous apercevrons que dans tout médecin, qu'il le sache ou qu'il l'ignore, il y a un logicien. Une science si complexe que la médecine n'exige-t-elle pas autant de netteté et de rectitude d'esprit que de sûreté de main et de regard ? Les plus ingénieux procédés d'investigation scientifique furent en tout temps employés et perfectionnés par les médecins et la méthode expérimentale n'eut jamais de représentants plus autorisés. La plus subtile des figures du syllogisme avait échappé au génie d'Aristote : Galien l'inventa. Il n'est que trop vrai que les ouvrages des médecins sont méprisés ou plutôt profondément ignorés de nos logiciens, mais quoi ! ils s'en tinrent si longtemps à Port-Royal et à ses tristes arguments empruntés à la théologie et oublièrent si malheureusement que nos plus illustres savants, les Mariotte, les Cl. Bernard, les E. Chevreul, ont écrit sur la logique des pages immortelles. « Je l'ai dit il y a longtemps et répété souvent, écrivait E. Chevreul : le but de ma vie a été l'étude de la méthode par laquelle l'homme arrive à la connaissance de l'inconnu dans les sciences naturelles, plutôt qu'il n'a été de faire des découvertes proprement dites. » Ceux qui se sont donné pour mission de nous regarder vivre pouvaient-ils négliger de nous voir penser et raisonner ? Nous verrons avec étonnement que la défense des systèmes médicaux a suscité plus de discussions et fait écrire plus de volumes que les fièvres ou les épidémies et qu'un nouveau procédé, tel que l'auscultation de Laënnec, a été plus utile à la science et à l'humanité que la guérison de cent malades.

Ce n'est toutefois qu'indirectement et parfois même à leur insu que les médecins nous instruisent sur la logique. Que dirons-nous du problème de la nature et de l'origine de la vie qui attire si invinciblement la curiosité de tout homme qui pense et la méditation des philosophes dignes de ce nom ? La vie est-elle la cause ou le résultat de l'organisation qui la manifeste ? Y a-t-il un principe de vie distinct à la fois du corps et de l'âme, une force vitale séparée ? Ne serait-ce pas l'âme elle-même qui, par un travail latent, obscur, inconscient, produirait la vie et l'organisme, circulerait, pour ainsi parler, le sang dans les artères et le vivifierait dans les poumons ? « Entre les fonctions de l'âme, dit Montaigne, il en est de basses : qui ne la veoid encores par là n'achève pas de la connoître. » La vie enfin serait-elle une cause « sourde » à nos questions, une énigme indéchiffrable, une de ces insaisissables ombres dont l'esprit peut seulement soupçonner l'existence et qui peuplent le vaste royaume de l'Inconnaissable? Les médecins crieront peut-être à notre curiosité trop ardente à franchir le cercle des phénomènes sensibles et à s'élancer à la poursuite de l'invisible : « Tu n'iras pas plus loin ! » Mais s'il est une source profonde d'où jaillit le flot de la vie, le médecin seul peut caresser l'espoir de remonter le fleuve et de jeter un regard hardi sur les régions inexplorées que tant d'obstacles défendent contre notre désir passionné de comprendre et de savoir.

Il est aussi un atelier mystérieux et inaccessible où s'élaborent le sentiment et la pensée : c'est le cerveau. Que de chercheurs ont usé leurs forces, consummé leur vie à étudier les cellules et les fibres cérébrales, à scruter les plis et les replis des circonvolutions, depuis le temps des rêveries anxieuses d'un Démocrite jusqu'au jour où les expériences précises de Broca assignèrent à la troisième circonvolution gauche frontale la faculté du langage articulé ! La seule histoire du cerveau serait, non un simple chapitre, mais toute une philosophie. Le cerveau est le domaine commun, le point de rencontre des médecins et des philosophes : ce merveilleux instrument est un monde en raccourci, livré comme le grand univers aux recherches et aux disputes des savants. Son étude exige des philosophes la plus profonde physiologie et des médecins la plus fine psychologie. Songez à la fragilité, à l'exquise délicatesse de l'organe de la pensée ; dites-vous qu'une goutte de sang épanchée, suffit pour foudroyer la vie la plus robuste, pour jeter sur la pensée la plus lucide le voile d'une éternelle nuit et vous comprendrez qu'Asclépiade et Platon aient pu se rencontrer dans une commune définition de la médecine et de la philosophie : c'est une perpétuelle méditation de la mort. Il semble parfois que le « malin génie » dont parle Descartes se fasse un jeu cruel de démonter pièce à pièce, comme un enfant son jouet, notre frêle machine intellectuelle : le cœur se serre et saigne de pitié devant un malheur pire que la mort même — une belle intelligence éclipsée et détruite, un homme de talent ou de génie devenu tout à coup stupide et à peine l'égal des brutes ; — mais le médecin et le philosophe imposent silence à leur cœur et contemplent d'un œil avide ce lamentable et instructif spectacle de notre néant. Rien, en effet, n'explique mieux la santé que la maladie, la pensée normale que la folie, la grandeur de l'homme que sa décrépitude et sa chute. Vaste champ d'étude où la moisson n'est que trop abondante, puisque les névroses et les maladies mentales sont le lot de notre temps et qu'elles ont le plus souvent pour cause la puissance, presque infinie pour le mal comme pour le bien, du moral sur le physique. « L'aultre, dit Montaigne, a souvent la pierre en l'âme avant qu'il l'ayt aux reins... Qui ne sait combien est imperceptible le voisinage d'entre la folies avecques les gaillardes élévations d'un esprit libre ! »

Mais n'oublions pas que ni la médecine ni la philosophie ne peuvent se borner à la théorie et à la spéculation : observer et reconnaître les maladies du corps et de l'esprit n'est qu'un moyen d'arriver au but véritable qui est de les prévenir et de les guérir. Il y a donc une hygiène et une médecine de l'âme, et, si nous en croyons Descartes, nous n'en trouverons les préceptes épars et les salutaires prescriptions que dans les livres des médecins. « L'esprit, dit-il, dépend si fort du tempérament et de la disposition des organes du corps que, s'il est possible de trouver quelque moyen qui rende communément les hommes plus sages et plus habiles qu'ils n'ont été jusqu'ici, je crois que c'est dans la médecine qu'on doit le chercher. » Galien, de son côté, avait écrit un traité pour prouver que le bon médecin doit être philosophe, qu'il n'y a pas de vrai médecin sans philosophie. Quel argument eût trouvé Galien dans l'héroïsme de ces médecins philosophes qui courent à la mort, par dévouement à la science, en affrontant sous un climat meurtrier la peste et le choléra ? Cabanis étudiant les rapports du physique et du moral, Feuchtersleben rédigeant le code de l'hygiène de l'âme font-ils œuvres de médecins ou de philosophes ? Interrogeons donc les médecins sur les procédés de la méthode expérimentale, sur la nature et l'origine de la vie, sur les fonctions psychologiques du cerveau et du corps humain, sur la folie et les autres maladies de l'esprit ; mais surtout interrogeons-les sur le grand art de préserver, de développer nos facultés et de rendre les hommes meilleurs et plus heureux. C'était le rêve d'un généreux esprit, inspirateur de la Révolution française et promoteur de la pensée moderne, J.-J. Rousseau : « Que d'écarts on sauverait à la raison, que de vices on empêcherait de naître, si l'on savait forcer l'économie animale à favoriser l'ordre moral qu'elle trouble si souvent ! Les climats, les saisons, les sons, les couleurs, l'obscurité, la lumière, les éléments, le bruit, le silence, le mouvement, le repos, tout agit sur notre machine et sur notre âme par conséquent ; tout nous offre mille prises presque assurées pour gouverner dans leur origine les sentiments dont nous nous laissons dominer. » Rousseau avait donc formé le plan d'un ouvrage intitulé : *la Morale sensitive ou le Matérialisme du sage* dont il espérait, disait-il, « un effet d'autant plus sûr pour les gens bien nés qu'il lui paraissait aisé d'en faire un livre agréable à lire comme il l'était à composer ». Rousseau n'a jamais écrit cet ouvrage : quelle source de regrets pour les philosophes ! Loin de moi la sotte prétention de remplir le plan ébauché par Rousseau ! Ce qui était aisé pour lui est sans doute impossible pour tout autre. Hâtons-nous donc d'interroger les grands médecins et bornons modestement notre tâche à recueillir leurs réponses et à écrire sous leur dictée les vrais principes de la philosophie spéculative et pratique, tels qu'il nous sera donné de les comprendre.

CHAPITRE II

Le séjour de Rabelais à Lyon

———

Je n'ai pas l'intention de discuter et moins encore la prétention de résoudre les innombrables problèmes d'érudition et d'exégèse que suscite encore, après trois siècles de recherches, l'œuvre de Rabelais. Ni les « beuveurs tres illustres et goutteux tres precieux » auxquels il dédie son livre, ni les laborieux érudits qui nous ont donné édition sur édition de l'épopée rabelaisienne n'ont encore trouvé le dernier mot de l'indéchiffrable énigme, et ce mystère impénétrable fera longtemps encore leur joie et leur désespoir. C'est proprement, selon l'énergique expression de M. Lenient, l'Apocalypse de la libre pensée. Mais un point particulier du débat semble avoir été singulièrement éclairé, depuis ces vingt dernières années, par d'heureuses trouvailles : je veux parler du séjour de Rabelais à Lyon, la Pathmos de ce Jean très profane qui eut certainement ses « horrifiques » visions dans « l'inclyte et famosissime urbe de Lugdune », comme parle l'écolier limousin. Je voudrais déterminer avec précision ce que Rabelais dut à Lyon et ce que Lyon dut à Rabelais. On sait depuis long-temps, par le témoignage même des contempo-rains, que le nom du « Démocrite populaire » était indissolublement associé au nom de la grande ville florissante qui comptait déjà, vers cette époque, cent vingt mille habitants. L'un d'eux, Simon Ma-crin, dans une épigramme adressée à Rabelais, vante « l'opulente cité de Lyon où sont ses pénates et sa paisible résidence » « l'opulente résidence ». Un autre, le jurisconsulte Boyssonné, déclare « qu'ignorer Lyon et Rabelais, ce serait ignorer deux merveilles de l'univers ». Rabelais lui-même, non sans tendresse, appelle Lyon le centre ou le siège de ses études, *sedes studiorum meorum*. On sait aussi que les vers de Clément Marot et d'Etienne Dolet célèbrent l'amitié qui, pendant leur séjour à Lyon où ils formaient un incompa-rable trio de thélémites, les unit intimement à Ra-belais. Mais de nombreuses brochures locales, tirées à peu d'exemplaires, œuvres d'une érudition patiente, souvent heureuse, toujours amoureuse de son sujet, sont encore à demi ignorées et nous fournissent des renseignements précieux qu'il est temps de faire passer dans le grand courant de l'histoire littéraire. Que le lecteur soit donc ras-suré : j'éviterai de lui apprendre que La Bruyère a dit de Rabelais « qu'il est le charme de la canaille et le régal des délicats ! »

I

Quelques exemples montreront l'intérêt général et non simplement régional de la question. Un jour, en 1872, on découvre que Rabelais eut à Lyon un enfant qui fut nommé Théodule et ne vécut que deux ans. Rathery et Marty-Laveaux ont apporté des preuves irrécusables d'un événement qui, à coup sûr, n'est pas de peu d'importance dans la vie de Rabelais. Sa fuite mystérieuse de Lyon à Grenoble s'expliquerait assez naturellement par la nécessité de se dérober aux conséquences d'une aventure amoureuse : du moins c'est l'avis d'un érudit grenoblois, M. Ravenat, dont la brochure vient de paraître. — Un autre jour, en 1881, un chercheur lyonnais, V. de Valous, relève dans les registres de l'Hôtel-Dieu le curieux détail des sommes payées à Rabelais pour ses « gaiges » de médecin de cet hôpital et l'intéressante délibération des administrateurs obligés de pourvoir au remplacement de leur médecin trop disposé à donner des consultations buissonnières et, comme il dit lui-même dans sa supplique au pape, à « vagabonder à travers le siècle », tandis que ses malades se morfondaient. — Voici une importante découverte due à un érudit « nivernoys » ou plutôt parisien, M. A. Heulhard, qui l'a

publiée en 1885 : Rabelais avait inventé et dessiné
deux instruments de chirurgie, dont l'un est destiné à réduire les fractures du fémur, l'autre à dé-
brider les plaies profondes de l'abdomen. Or, il se
trouve que ces dessins, que Rabelais avait confiés
à un collègue pour enrichir sa traduction de Galien, ont été empruntés presque sans y rien changer
par un des plus illustres maîtres de la chirurgie
française, Ambroise Paré. — Tout récemment enfin, le bibliothécaire de la ville de Lyon, ami des
lettres autant que des livres, A. Vingtrinier,
nous signalait des notes marginales nombreuses et
minutieuses, écrites tantôt en latin tantôt en grec
sur un vieil exemplaire d'Hippocrate qui fut certainement feuilleté et collationné par Rabelais
l'année même où il donnait à Lyon une édition des
Aphorismes. Ces notes sont à coup sûr de sa main.

Voilà certainement plus de documents qu'il n'est
nécessaire pour renouveler et rajeunir le sujet.
Evitant tout étalage d'érudition, je chercherai
d'abord dans l'œuvre même de Rabelais les souvenirs et les allusions que son séjour à Lyon y a
laissés : ils témoignent non d'une influence, pour
ainsi dire, à fleur de peau, mais d'une action profonde et durable qui se fait sentir jusque dans les
moelles et s'accuse dans la pensée et dans le style
de l'écrivain. Lyon est vraiment la seconde patrie
de Rabelais ; il eut toujours un faible très prononcé
pour la ville qui avait vu naître Gargantua et Pantagruel dans les ateliers de ses célèbres impri-

meurs. Outre ses livres d'érudition et ses publications « de haute graisse », on a trop oublié que
Rabelais composa spécialement pour les Lyonnais
ses beaux almanachs dont la série, si nous la pos-
sédions entière, s'étendrait probablement de 1533
à 1550 et qui sont toujours « calculés sur le
méridional de la noble cité de Lyon ».

De l'almanach de l'an dernier, on fait généralement peu de cas : pour ces dix-sept almanachs
vieux de trois siècles et demi, je donnerais volontiers pour ma part toute notre production littéraire
d'une semaine, c'est-à-dire une centaine de volumes habillés de jaune ou de bleu ! Les fragments
qui nous restent, ou plutôt les débris qui subsis-
tent, ont été retrouvés récemment dans les garni-
tures d'anciennes reliures : l'industrieuse habileté
des admirateurs de Rabelais nous réserve des sur-
prises de tout genre. Enfin nous interrogerons ses
contemporains, et nous essayerons d'interpréter
leurs témoignages. Ils sont heureusement fort
nombreux : Lyon possédait alors toute une pléiade
de lettrés et de savants, de poètes et de poétesses,
les uns nés dans ses murs, les autres attirés par la
renommée d'une ville florissante, hospitalière aux
talents, située à souhait pour le plaisir des yeux,
de la bonne chère et des bons vins. Rabelais n'était
pas de ceux qu'on pouvait aisément ignorer ou dédaigner, aimer ou haïr médiocrement : les syllabes
mêmes de son nom étaient passées au creuset de
l'alchimie étymologique et signifiaient pour les

latinistes *enragé* (*rabie læsus*), et pour les hébraï-
sants *maître moqueur*. C'est évidemment l'hébreu
qui avait raison.

II

Parmi les aspects originaux de la ville de Lyon
qu'il vint habiter en 1532, mais qu'il connaissait
déjà probablement par des séjours, ou du moins
des visites qui remontent à une date antérieure de
quelques années, quel est celui qui devait tout
d'abord frapper un étranger fraîchement arrivé ?
La hauteur démesurée des maisons, obligées, dit
un ancien voyageur, de s'étendre « du côté du
ciel », à cause de l'étroitesse de l'assiette de la
ville alors resserrée entre la Saône et l'amphi-
théâtre de la colline de Fourvière, autour de la
vieille cathédrale de Saint-Jean. C'est un bon
sujet de plaisanterie pour le jeune Gargantua :
Vous êtes au rez-de-chaussée, vous montez sept à
huit étages, et vous vous trouvez encore au rez-de-
chaussée à cause de la déclivité de la colline. « Cet
enfant nous abuse, car les étables ne sont jamais
au haut de la maison. — C'est, dit le maître d'hôtel, mal entendu à vous, car je sais des lieux, à
Lyon... où les étables sont au plus haut du logis :
ainsi peut-être que derrière il y a issue au mon-
toir. Mais je demanderai plus assurément. Lors

demanda à Gargantua : Mon petit mignon, où nous menez-vous ? A l'étable, dit-il, de mes grands chevaux. Nous y sommes tantôt : montons seulement ces échelons. » Il est vrai qu'il s'agit ici de chevaux « factices », de chevaux de bois, qui peuvent à la rigueur loger au grenier, mais pour bien comprendre la plaisanterie, il n'est pas mauvais d'avoir gravi la colline de Fourvière ou cette montée du Gourguillon qui donne aujourd'hui son nom à une académie locale de vieux langage et de vieille gaieté lyonnaise.

Il va sans dire qu'un amateur d'antiquités aussi éclairé que Rabelais, qui se fit l'éditeur d'un savant ouvrage latin sur les *Restes de la vénérable antiquité* et de la *Description de la Rome antique*, devait porter un singulier intérêt aux vieux monuments qui attirent à chaque pas l'attention des voyageurs. Parmi ceux-ci se place en première ligne l'antique église de Saint-Martin-d'Ainay, du VIe siècle, dont les quatre énormes piliers granitiques du chœur sont, disent les archéologues, les colonnes qui s'élevaient de chaque côté de l'autel d'Auguste. Assurément, ces piliers méritaient une mention spéciale : « Gargantua portait ordinairement un gros écritoire, pesant plus de sept mille quintaux, duquel le galimart (l'étui à plumes) était gros et grand plus que les gros piliers d'Ainay ; et le cornet y pendait à grosses chaînes de fer, à la capacité d'un tonneau de marchandise. » Ailleurs, il rappelle que Lyon pouvait fournir à point le supplément de cet attirail d'écolier. Dans son plaidoyer incohérent le seigneur Humevesnes proclame « qu'il n'est tel que de faucher l'été, en cave bien garnie de papier et d'encre, de plumes et ganivets (canifs) de Lyon sur le Rhône ».

Lyon sur le Rhône ! Les deux grands cours d'eau symbolisés en sculpture par les célèbres statues des frères Coustou, et de nos jours en peinture, avec non moins de bonheur par Puvis de Chavannes, ne pouvaient manquer de figurer dans l'épopée rabelaisienne. Pantagruel dans son berceau, non content de téter avidemment la vache qui lui sert de nourrice, lui happe et dévore en trois coups de dents « les deux tétins et la moitié du ventre avec le foie et les rognons ». Pour prévenir un nouvel exploit du nourrisson il faut l'attacher solidement : « ce que voyant, ceux qui le servaient le liaient à gros câbles, comme ceux que l'on fait à Tain pour le voyage du sel à Lyon ». Des câbles à remorquer les plus gros bateaux qui remontent le Rhône, cela ne suffit pas encore et ne l'empêcha pas de dévorer l'ours apprivoisé qui eut l'imprudence de rôder autour de lui : « il se défit des dits câbles aussi facilement que Samson d'entre les Philistins, et vous prit monsieur de l'ours, et le mit en pièces, comme un poulet ». Il fallut commander d'énormes chaînes, au nombre de quatre, et de puissants arcs-boutants pour les fixer. Or, si vous voulez savoir ce que sont devenues ces chaînes, Rabelais, qui n'ignore rien, aura soin de vous en informer : il y en a une à Lyon, une à La Rochelle « qu'on lève au soir entre les deux grosses tours du havre », une à Angers. Quant à la quatrième, elle fut « emportée des diables pour lier Lucifer qui se déchaînait en ce temps-là, à cause d'une colique qui le tourmentait extraordinairement, pour avoir mangé l'âme d'un sergent à son déjeuner ».

Sur la Saône, Rabelais a remarqué les fameuses batelières aussi habiles à manier la rame d'un bras vigoureux, qu'alertes à lancer l'invective et la plaisanterie, d'une langue acérée et toute gauloise. Les vieux Lyonnais se les rappellent encore, mais la vapeur les a depuis longtemps déjà reléguées au rang des souvenirs pittoresques. Rabelais a dû leur emprunter une partie de son riche vocabulaire de propos salés. Aux enfers, où descendit Epistémon pendant le temps qu'il eut la tête coupée,« tous les chevaliers de la Table Ronde étaient, raconte-t-il, pauvres gagnedeniers, tirant la rame pour passer les rivières de Cocyte, Phlégéton, Styx, Achéron et Léthé quand messieurs les diables se veulent ébattre sur l'eau, comme font les batelières de Lyon et gondoliers de Venise ». Venise a gardé quelques gondoliers, mais Lyon n'a pas conservé ses batelières ; et même certains éditeurs ont commis ce déni de justice de dénaturer cette oraison funèbre anticipée en remplaçant les batelières de Lyon par de vulgaires bateliers ! Ils n'ont donc pas souvenance du vieux refrain de la virago fièrement campée à l'avant, un poing sur la hanche, l'autre main sur la rame. Passe un jeune homme, elle adoucit sa voix : « Entre dans mon batiau, joli blondiau ! » Mais s'il ne répond pas à cet appel séduisant, la sirène, devenue furie, lui lance les épithètes les plus colorées. Par une subite métarmophose, le « joli blondiau » est devenu soudain un « vilain roussiau » !

Il y a heureusement d'autres traditions locales que ne peuvent atteindre ni les inventions modernes ni les ignorances des éditeurs : je veux parler de la tradition lyonnaise des repas pantagruéliques. Lyon, en effet, semble prédestinée par sa position géographique aux tentations qui assiègent le gourmand et le gourmet. Un peu moins vite, mais tout aussi sûrement que nos chemins de fer, le Rhône lui apportait, au temps de Rabelais, les produits du Midi et les crus renommés de ses côtes; la Saône, de son côté, lui amenait les vins de Bourgogne et les tributs du Nord. Les Lyonnais ne sont point dégénérés : chaque fondation nouvelle, chaque anniversaire important est célébré par un banquet. Parfois on prend les devants : c'est ainsi que l'Université lyonnaise, avant même d'exister officiellement, avait déjà été inaugurée par plusieurs banquets. Et souvent quels festins ! On ne se doute pas, à Paris, de ce que les Lyonnais appellent un déjeuner dinatoire, mais le mot explique la chose, et ni les commandements de Dieu ni ceux de l'Eglise n'ont jamais obligé un honnête homme à mettre un intervalle d'inactivité entre un déjeuner succulent

et un dîner plantureux. Vrai pays de Cocagne, où
Rabelais eût pu placer sa bataille épique des bou-
dins et des andouilles, où le plus clair de ses
« gaiges » comme médecin était peut-être la « re-
fection de dessous le nez » qui lui était octroyée
et pendant laquelle il composait ses joyeux récits.
J'avoue toutefois ne pas savoir avec précision ce
qu'avaient de particulier ces « soupes lyonnaises »
dont le souvenir est consigné dans son œuvre :
« Nous fûmes avertis que l'hôte en son temps avait
été bon raillard (joyeux compère), grand grigno-
teur, beau mangeur de soupes lyonnaises, notable
compteur d'horloge, *éternellement dînant.* »

Le carnaval lyonnais n'est plus qu'un souvenir,
comme le carnaval de Venise n'est plus qu'un
thème à variations musicales ; mais les réjouis-
sances du carnaval avaient intéressé Rabelais par
leur caractère bruyant et pittoresque. La gaieté
lyonnaise a encore un brillant et populaire interprète, c'est Guignol, arrière-petit-fils de l'incomparable Panurge et bien différent du Guignol des
Champs-Elysées. Rabelais avait été surtout frappé
de la promenade grotesque de *Mâchecroute*. « A
Lyon, au carnaval, on l'appelle Mâchecroute (ie
Manduce des anciens)... C'était une effigie mons-
trueuse, ridicule, hideuse et terrible aux petits enfants, ayant les yeux plus grands que le ventre, et
la tête plus grosse que tout le reste du corps, avec
amples, larges et horrifiques mâchoires bien enden-
telées, tant au-dessus comme au-dessous, les-

quelles, avec l'engin d'une petite corde cachée
dedans le bâton doré, l'on faisait l'une contre
l'autre terrifiquement cliqueter. » Mais en cher-
chant bien, on trouverait l'endroit où s'assemblent aujourd'hui ceux que Rabelais appelle « les
bavards de Confort », c'est-à-dire les flâneurs et
les désœuvrés de la place Notre-Dame de Confort,
où son libraire, François Juste, avait sa boutique.
Il est à remarquer que Rabelais a lui-même effacé
dans les éditions postérieures certaines expressions
que les seuls Lyonnais pouvaient aisément comprendre : le livre avait pris son vol à travers l'Europe, et il fallait en atténuer les expressions purement locales. Ainsi les bavards de Confort deviennent les « bavards de godale », ceux qui discutent
et pérorent autour d'un pot de bière (ale). Il trouva
sans doute que la France et toute l'Europe devaient
connaître le banquier lyonnais Gadagne qui prêta
50.000 écus à François Ier qu'on menait prisonnier
en Espagne, car il n'effaça pas cette allusion.
Riche comme Gadagne était à Lyon un dicton populaire et Rabelais consigne ce souvenir quand il
parle des « escus de Gadaigne ». Il profite même
de ce que le nom du Rothschild du temps tombe
sous sa plume pour nous donner une excellente
leçon de pantagruélisme, c'est-à-dire de modération. « Les Génois, dit-il, emploient cette formule
de salut : Santé et gain ! Ils ne se contentent de
santé ; d'abondant ils souhaitent gain, voire les
escus de Gadaigne. Dont advient qu'ils souvent

n'obtiennent l'un ni l'autre. » Souhaitez donc médiocrité, dit-il, « elle vous adviendra, et encore mieux dûment labourans et travaillans ». De tout temps, les Lyonnais furent des travailleurs et des laborieux, mais personne à Lyon ne laboura et ne travailla avec plus d'ardeur et de succès que Rabelais : ce furent des années de prodigieuse fécondité. Jusque-là il avait ensemencé : il récoltait.

Fécond aussi fut son séjour en amitiés précieuses et durables. On pourrait reconstituer la vie intellectuelle lyonnaise de cette belle époque rien qu'en relevant dans son livre les noms qu'il cite et qui s'offrent en foule à sa plume. Contentons-nous d'en rappeler quelques-uns. Voici d'abord Sébastien Gryphe, à l'atelier duquel il avait peut-être travaillé comme correcteur, l'impeccable et inimitable imprimeur, *calcographus ad unguem consummatus et perpolitus*, qui le premier, selon le bibliophile Jacob, joignit à ses admirables éditions grecques et latines des *errata* en témoignage du travail minutieux de la correction des textes ; François Juste, dont la boutique hospitalière était le rendez-vous non seulement des bavards, mais des savants et des poètes; Etienne Dolet, un autre imprimeur qui passait pour être un fils naturel de François Ier, et qui, selon toutes les apparences, avait servi à Lyon d'introducteur à Rabelais. Moins habile ou moins heureux que son ami, il devait expier sur le bûcher les hardiesses de sa pensée et de sa parole. Citons encore parmi les grands imprimeurs lyonnais :

Claude Nourry, l'éditeur du premier ouvrage authentique de Rabelais, édition en caractères gothiques du premier livre de Pantagruel signée de l'anagramme de son nom, Alcofribas Nazier (1532); et Michel Parmentier dont la boutique avait pour enseigne « à l'Escu de Bâle » sous le couvert duquel Rabelais expédiait ses lettres de Rome à l'évêque de Maillezais. L'industrie de la soierie n'est pas plus florissante à Lyon que ne l'était à cette époque le métier ou plutôt les arts du livre : ce sont ces grands imprimeurs qui firent vibrer et lancèrent aux quatre points cardinaux ce que Rabelais appelle les « paroles dégelées », ingénieuse allégorie qui désigne sans doute les paroles cristallisées dans les vieux manuscrits, paroles d'émancipation ou de menaces, grosses de révolutions futures. Voici Symphorien Champier, savant universel, écrivain fécond qui fonda le premier collège qu'il y ait eu à Lyon pour l'éducation de la jeunesse ; Jean Grollier, bibliophile fameux dont Rabelais s'appropria le délicat *ex libris*, « ce livre est à moi et à mes amis » ; Jean Bourgeois, fondateur du couvent des Cordeliers et de l'Observance à qui Panurge trouve plaisant d'emprunter ses bésicles et sa rhétorique pour prêcher aux moutons de Dindenaut qui vont périr dans la mer « les misères de ce monde, le bien et l'heur de l'autre vie » ; les médecins Pierre Tolet avec lequel Rabelais a joué à Montpellier « la morale comédie de celui qui a épousé une femme muette » dont s'ins-

pira Molière, qui reprenait son bien où il le trouvait, et Jehan Canappe auquel Rabelais avait généreusement fait don de deux instruments de chirurgie pour en orner sa traduction de Galien, mais qui
n'eut aucun scrupule à se mettre sur les rangs des
concurrents qui se présentaient pour le remplacer
à l'Hôtel-Dieu ; Philibert de l'Orme, qui lui com-
mente Vitruve et qu'il nomme le « grand architecte
du roi Megiste ». Si l'énumération n'était aride
par nature, on pourrait aisément la continuer.
Clément Marot et Etienne Dolet paraissent être
ceux que Rabelais a le plus goûtés et qui lui payè-
rent avec le plus d'abandon un ample retour
d'amitié et d'admiration. Il ne paraît pas avoir
trop souffert à Lyon de ces deux vices « communs, dit Tacite, aux grandes et aux petites cités
et qui sont l'ignorance du bien et l'envie ».

III

Aussi dédia-t-il au bon peuple de Lyon ses
curieux almanachs qui firent de lui, pendant vingt
ans, le Mathieu Laensberg de la France. Ils sont
écrits non pour les savants, mais pour les petits
et les humbles ou, comme il dit, pour « les pauvres
et souffreteux ». On aurait grand tort de dédaigner
cette modeste branche de la littérature populaire ;

outre que les almanachs de Rabelais ont l'avantage de nous fournir des dates très précises, ils
nous renseignent merveilleusement sur ce qu'on
appellerait aujourd'hui l'état d'âme des foules. En
1848, l'éditeur politique Pagnerre commença une
série d'almanachs, interrompue bientôt par le
coup d'Etat, dont les rédacteurs étaient entre autres Victor Cousin, Armand Marrast, Arago et
Lamartine. Un almanach, un livre d'heures, une
vie des saints, telle fut longtemps, telle est encore
la bibliothèque de ceux qui n'ont ni le temps ni les
moyens d'en avoir d'autre. Interrogeons donc
avec respect ces précieux petits livres en lambeaux
et voyons comment Rabelais s'y prenait pour instruire et divertir ses chers Lyonnais.

Le premier en date est de 1533, « calculé sur le
méridional de la noble cité de Lyon et sur le climat
du royaume de France, composé par moi François
Rabelais, docteur en médecine et professeur en
astrologie ». Voilà un professeur qui n'a qu'une
foi faible et chancelante en la science qu'il enseigne et qui ne s'en cache pas. Les « mutations » des
royaumes et des religions ne sont pas, dit-il, écrites
dans les astres : « ce sont secrets du conseil étroit
du Roy éternel, qui tout ce qui est et qui se fait
modère (gouverne) à son franc arbitre et bon plaisir ». Celui de 1535, dont il nous reste les débris,
ajoute aux titres de l'auteur celui de « Médecin du
grand hôpital dudit Lyon ». D'astrologie il n'est
plus question. Le début nous offre une admirable

preuve de l'immortalité de l'âme, celle-là même que de nos jours le mélancolique et éloquent Jouffroy développait devant son auditoire transporté : « Nature a en l'homme produit convoitise, appétit et désir de savoir et apprendre, non les choses présentes seulement, mais singulièrement les choses à venir, parce que d'icelles la connaissance est plus haute et admirable. Parce donc qu'en cette vie transitoire ne peuvent venir à la perfection de ce savoir (car l'entendement n'est jamais rassasié d'entendre, comme l'œil n'est jamais sans convoitise de voir, ni l'oreille d'ouïr) et nature n'a rien fait sans cause, ni donné appétit ou désir frustratoire ou dépravé, s'ensuit qu'une autre vie est après cette-cy, en laquelle ce désir sera assouvi. » Quel magnifique langage et quel admirable enseignement par l'almanach ! Mais attendez : avec la souplesse du génie, Rabelais va transposer son thème et passer du grave au doux, du sévère au plaisant ; « ce que nous voyons encore de jour en jour par France, dit-il, où les premiers propos qu'on tient à gens fraîchement arrivés sont : Quelles nouvelles ? Savez-vous rien de nouveau ? Qui dit ? Qui bruit par le monde ? Et tant y sont attentifs que souvent se courroucent contre ceux qui viennent de pays étrangers sans apporter pleines bougettes (poches) de nouvelles, les appelant veaux et idiots ». Ce passage de la pantagruéline pronostication nous ramène au ton de l'almanach et nous montre, en outre, que la preuve de l'immortalité, fondée sur le désir insatiable de connaître, est une preuve bien française. Le Français est toujours le même, depuis Jules César : il plongerait volontiers jusqu'aux enfers par curiosité et pour en parler.

Il faut noter aussi le grand souffle démocratique qui anime ces petits écrits et circule dans ces feuilles annuelles. Je ne parle pas des plaisanteries populaires : « Du nombre d'or, je n'en trouve pas cette année, quelque calculation que j'en aie fait, passons outre. » Mais n'est-ce pas une profession de foi égalitaire que cette déclaration : « La plus grande folie du monde est penser qu'il y ait des astres pour les Roys, Papes et grands seigneurs plutôt que pour les pauvres et souffreteux, comme si nouvelles étoiles avaient été créées depuis le temps du déluge et de Romulus ou de Pharamond, à la nouvelle création des Roys... Tenant donc pour certain que les astres se soucient aussi peu des Roys comme des gueux, et des riches comme des maraux, je laisserai les autres fols pronostiqueurs à parler des Roys et riches, et parlerai des gens de bas état. » Le pronostiqueur a beau mettre sur son visage le masque du bouffon, les gens de bas étage entendent à demi-mot : Figaro ramassera la flèche aiguisée pour « l'an perpétuel » et la lancera toute vibrante contre ceux qui, pour être grands seigneurs et riches, se sont donné la peine de naître. Rabelais, selon son expression, « remet l'homme en nature » et, comme il dit encore,

« sonne le beau mot qui nous doit ôter de misère » ;
ce mot est fraternité ou amour, c'est tout un.

Maintenant, n'exagérons rien de peur d'altérer
le véritable caractère de maître Alcofribas : le
peuple de Lyon, apparemment, voulait ses prédictions : son faiseur d'almanachs lui donnera des
prédictions. Nous relevons sur le titre de l'almanach de 1546 cette indication supplémentaire :
« *Item*, la déclaration que signifie le soleil parmi
les signes de nativité. » Les gens de bas état
n'achètent pas l'almanach pour y lire les louanges
de Dieu ou des raisonnements sur l'immortalité de
l'âme. Il leur faut des facéties, des calembours et
de sûres indications du temps qu'il fera : *pluie
longue, forte tempête, vent froid, amidy incons-
tant*, voilà ce que nous lisons sur les curieuses
pages que M. Marty-Laveaux a reproduites en pho-
totypie. Quant aux facéties, Rabelais n'est jamais
à court et le client en aura pour son argent : « Or,
mouchez vos nez, petits enfants ; et vous autres
vieux rêveurs, affûtez vos bésicles et pesez ces
mots au poids du sanctuaire. » Quand le boniment
commence sur ce ton, le badaud peut s'attendre à
tout : « Cette année les aveugles ne verront que
bien peu, les sourds oiront assez mal ; les muets
ne parleront guère ; les riches se porteront un peu
mieux que les pauvres, et les sains mieux que les
malades... Vieillesse sera incurable cette année à
cause des années passées... Et règnera quasi universellement une maladie bien horrible et redou-

table : maligne, perverse, épouvantable et mal plaisante, laquelle rendra le monde bien étonné, et dont plusieurs ne sauront de quel bois faire flèches, et bien souvent composeront rêvasseries, syllogisant en la pierre philosophale et es oreilles de Midas. Je tremble de peur quand j'y pense, car je vous dis qu'elle sera épidémiale, et l'appelle Averroés : Faulte d'argent. » Puis la philosophie reprend ses droits et rien n'est plus amusant que de trouver tout à coup, au milieu de ce cliquetis de mots burlesques, de ce débordement d'idées bouffonnes une critique piquante d'une preuve traditionnelle de l'existence de Dieu, que Fénelon développait encore complaisamment en plein XVIIe siècle. Il s'agit de la lune : n'a-t-elle pas été créée tout exprès pour être le flambeau des nuits et « établie au firmament pour luire et guider les humains de nuit » ? Les *cause-finaliers*, comme disait Voltaire, n'en doutent pas : « Ma Dia ! je ne veux pas en inférer qu'elle ne montre à la terre et gens terrestres diminution et accroissement de sa clarté selon qu'elle approchera ou s'éloignera du soleil. Car pourquoi ?... Et plus pour elle ne priez que Dieu la garde des loups, car ils n'y toucheront en cet an, je vous affirme. » Enfin, comme le lecteur qui vient d'acheter son almanach aime à y trouver des prédictions rassurantes, voici comment débutent celle de 1535 : « Nous ne vîmes en notre âge année plus salubre es corps, plus paisible es âmes, plus fertile en biens que sera cette-cy, et verrons la face du ciel, la vesture de la terre, et le maintien du peuple, joyeux, gay, plaisant et bénin, plus que depuis cinquante ans en ça. » C'est toujours la conclusion de Rabelais : Vivez joyeux !

IV

Le « fol pronostiqueur » n'aurait pu en dire autant de l'année précédente qui n'avait été ni paisible ni bénigne pour lui-même puisqu'il s'était évadé, le mot n'est pas trop fort, de l'Hôtel-Dieu de Lyon. Nous avons sur sa nomination et sur son remplacement des textes précis, mais nous en manquons totalement sur les causes de sa fuite : une aventure amoureuse ? la crainte du bûcher ? la peur de la peste ? Le poète J. Soulary inclinait, je ne sais pourquoi, vers cette dernière explication qui serait un nouveau trait de ressemblance avec Montaigne. La première n'est fondée que sur la paternité de Rabelais, mais comme cette paternité ne semble pas avoir été clandestine, les vers latins de Boyssoné le prouvent, il faut se rallier à la seconde qui est de beaucoup la plus vraisemblable : il quitta Lyon pour la même raison que Marot qui, accusé de luthéranisme, s'enfuit en Béarn. La colline de Fourvière était trop surchargée de couvents, trop peuplée de moines, « poids inutile de la terre », pour que Rabelais pût vivre longtemps sous son ombre. Quoi qu'il en soit, tenons-nous aux renseignements avérés et prouvés.

Si nous feuilletons les comptes de l'Hôtel-Dieu, nous trouvons, à l'année 1532 : « Plus, payé au médecin du dit Hôpital pour ses gaiges de trois mois assavoir novembre, décembre et janvier dernier passez, à raison de quarante livres par an, dix livres. » En marge : « Gaiges du médecin nouveau, au lieu de Me Pierre Rolland, lequel se nomme Me François Rabellet (*sic*). » Voilà donc un renseignement absolument irrécusable : Rabelais fut installé comme médecin de l'Hôtel-Dieu du Pont-du-Rhône le 1er novembre 1532. Deux remarques sont ici nécessaires : et il ne faut pas confondre l'Hôtel-Dieu avec l'hôpital de la Charité, qui ne fut fondé à côté qu'en 1618 ; et il ne faut pas oublier que l'année commençait à Pâques, ce qui donne pour le premier de l'an 1532 la date du 31 mai selon notre manière de compter. Ces gages de 40 livres, c'est-à-dire environ 900 francs de notre monnaie, semblent bien mesquins si l'on songe aux fonctions importantes et absorbantes qui étaient confiées au médecin titulaire ; mais il faut se rappeler qu'il avait en outre « la réfection », c'est-à-dire la nourriture, et aussi le logement ,surtout que ce titre de médecin du grand Hôtel-Dieu devait lui attirer une nombreuse et riche clientèle qu'il savait sans aucun doute captiver et retenir par son savoir et par son esprit. Un

autre rôle consulté par V. de Valous, mais malheureusement surchargé de ratures et sans date bien
précise, nous apprend que Rabelais faisait partie
du *pennonage* (milice urbaine) de la rue Dubois,
près de l'église Saint-Nizier. Voilà assurément qui
ne manque ni de piquant ni d'inattendu : Rabelais
garde national ! Les bourgeois de la rue Dubois
devaient passer de joyeuses nuits de corps de
garde. Du haut d'une des tours de Saint-Nizier,
le guetteur de nuit signalait l'ennemi ou annonçait
les incendies : je ne passe pas au pied de cette tour
sans me figurer maître Alcofribas tenant compagnie au veilleur et braquant sur le ciel étoilé sa
grande lunette d'astrologue pour « résolver toutes
les pantarches des cieux, calculer les quadrants de
la lune, crocheter » tous les secrets des sciences
hermétiques et ensuite « conférer du tout avec
Empédocle, lequel se recommande à votre bonne
grâce ! »

Comment les Lyonnais, gens graves et posés, à
la fois très positifs et très mystiques, prirent-ils,
même avant les incartades de la fin, les joyeusetés
et les énormes bouffonneries que commettait leur
médecin, sinon dans sa conduite, du moins la
plume à la main ? Le payaient-ils pour cela ? Rabelais semble plaider le circonstances atténuantes
et il le fait avec bien de l'esprit et une extrême
habileté. D'abord, « à la composition de ce livre
seigneurial, je ne perdis ni employai oncques plus
ni autre temps que celui qui était établi à prendre

ma réfection corporelle, savoir est, buvant et mangeant ». Voilà pour le temps dû aux malades et voici pour les soins et l'intérêt de leur santé. L'influence de l'âme sur le corps, de la gaieté sur la santé n'est-elle pas incontestable ? Il y a des malades « par le monde (ce ne sont fariboles) qui étans grandement affligés du mal des dents, après avoir tous leurs biens dépendus en médecins sans en rien profiter, n'ont trouvé remède plus expédient que de mettre les dites chroniques entre deux beaux linges bien chauds, et les appliquer au lieu de la douleur, les sinapizant avec un peu de poudre d'oribus... Trouvez-moi livre, en quelque langue, en quelque faculté et science, qui ait telles vertus, propriétés et prérogatives. » Qu'eussent répondu à cette double et décisive argumentation les administrateurs de l'Hôtel-Dieu ? Si Rabelais, médecin des corps, se fait par surcroît médecin des âmes, ont-ils à se plaindre ? Rire est le propre de l'homme ; l'humeur folâtre et comique est la première qualité du médecin, parce que « n'y ayant rien de plus contraire à la santé que la tristesse et la mélancolie, le prudent et sage médecin ne doit pas moins travailler à réjouir l'esprit abattu de ses malades qu'à guérir les infirmités de leur corps. » Et c'est toujours aux « beuveurs tres illustres » et aux « goutteux tres precieux » que Rabelais dédie chaque livre nouveau. Il eût pu répondre encore, si l'on en croit la légende, qu'il devait des compensations à son éditeur. La vente des *Aphorismes* l'avait à peine indemnisé de ses frais : « Par Jupiter, par le Styx, par le nom que je porte, s'écria, dit-on, Rabelais, je vous dédommagerai bien de cette perte et je vous jure bien que Rabelais, qui est à peine connu de quelques-uns aujourd'hui, passera bientôt par toutes les bouches et par toutes les mains, de telle sorte que sa réputation ne brillera pas moins dans les pays étrangers ! » Et quelques jours après il lui apporta la *Chronique gargantuine*, dont « il a été plus vendu par les imprimeurs, en quelques mois, qu'il ne sera acheté de bibles en neuf ans ».

D'ailleurs, Rabelais médecin n'était pas moins actif que Rabelais écrivain et faisait toujours plus que n'exigeaient ses fonctions, par exemple des démonstrations publiques d'anatomie. C'est Etienne Dolet qui nous l'apprend, dans ses *Carmina*. A coup sûr il serait dangereux de recommencer la *Leçon d'anatomie*, mais quel sujet pittoresque et bien propre à tenter le pinceau d'un grand peintre que Rabelais, entouré d'une cohorte d'amis illustres, disséquant un cadavre en public, applaudi par les uns, conspué par les autres : c'était en effet à cette date une innovation audacieuse, car il faut se rappeler que Vésale, le restaurateur ou plutôt le créateur de l'anatomie moderne, n'avait pas encore vingt ans et se trouvait réduit à voler dans les ténèbres de la nuit des cadavres à la butte de Montfaucon ou au charnier des Innocents. Il fallait être Rabelais, c'est-à-dire se

moquer également, mais non toujours impuné-
ment, et des « démoniaques Calvins imposteurs de
Genève » qui brûlèrent Servet, et des « cagots,
caphards, poids inutile de la terre » qui criaient au
sacrilège. Le narrateur de cette dissection mémo-
rable devait lui-même monter sur le bûcher quelques années plus tard sur cette même place Mau-
bert où Paris, par une tardive réparation, lui a récemment élevé une statue. C'est le patient qui parle,
je veux dire le pendu détaché de la potence et étendu
sur la table d'anatomie : « Etranglé par le nœud
fatal, je pendais misérablement à la potence :
Fortune inespérée et qu'à peine j'eusse osé demander au grand Jupiter ! me voici l'objet des regards
d'une vaste assemblée. Me voici disséqué par le
plus savant des médecins qui va faire admirer dans
la machine de mon corps l'ordre incomparable,
la sublime beauté de la structure du corps humain,
chef-d'œuvre du Créateur. La foule regarde atten-
tive... Quel insigne honneur et quel excès de gloire !
Et dire que j'allais être le jouet des vents, la proie
des corbeaux tournoyants et rapaces. Oui, le sort
peut maintenant sévir et se déchaîner contre moi :
je nage dans la gloire ! » Le cadavre lui-même ap-
plaudissant au médecin qui le dissèque, on ne
saurait obtenir un succès plus éclatant !

Mais écartons ces images un peu lugubres. V. de
Valous se demande avec quelque naïveté si Rabelais est resté insensible à la beauté et à l'amabilité
des Lyonnaises, contemporaines et émules de la

Belle Cordière. « Rabelais, dit-il, a-t-il aimé ? a-t-il été charmé par l'*éternel féminin* ? Questions insolubles. » Nullement insolubles, répondrons-nous, puisque Rabelais eut un fils, et qu'assurément, en dépit des questions anxieuses de l'indiscret érudit, il n'ignora pas l'éternel féminin et même, si l'on se rappelle les consultations de Panurge, il en connut à miracle le fort et le faible. Il a donc à coup sûr heurté sa barque aux écueils du siècle, et navigué, selon son expression, *per abrupta sæculi*. Le « très docte et très vertueux Boyssonné » comme il le nomme dans le *Pantagruel*, composa de nombreuses épitaphes du petit Théodule pour consoler la douleur paternelle. En voici deux qui ne laissent place à aucune équivoque et prouvent en même temps que la paternité de Rabelais était avouée et publique : « Lyon est ma patrie, Rabelais est mon père ; ignorer Lyon et Rabelais ce serait ignorer deux merveilles de l'univers. » — « Moi qui repose dans cet étroit tombeau, vivant j'ai eu des pontifes romains pour serviteurs. » Une troisième, un peu plus longue, mérite aussi d'être citée, car elle nous prouve une fois de plus que l'idée que les contemporains se faisaient de Rabelais était, non celle d'un bouffon de génie, mais celle d'un érudit incomparable et d'un savant médecin : « Tu veux savoir qui gît sous cette petite pierre. C'est le jeune Théodule, petit de corps, d'âge, de traits, mais grand par son père, cet homme savant versé dans tous les arts qui conviennent à un homme bon, pieux et honnête. Si les destins l'eussent permis, le petit Théodule se serait approprié la science paternelle et, de petit qu'il était, serait à son tour devenu grand. » Admirable sujet à porter sur la scène ou à mettre en roman ! Si l'âme de Rabelais se montre à nous profondément humaine et tendre, malgré ses ironies, c'est qu'elle a été profondément remuée par les plus humains de tous les sentiments.

Je ne dirai rien des éditions savantes et des travaux d'érudition de Rabelais à Lyon : tous ses biographes en ont parlé et sur ce point particulier il ne subsiste presque aucune incertitude. Il n'en est pas de même de l'ordre de publication de ses premiers romans, mais c'est là une question délicate et minutieuse qui exigerait avec une rare compétence un examen détaillé des anciennes éditions, et malheureusement Lyon n'est pas abondamment pourvue, tant s'en faut, de ces éditions *princeps*. Je ne signalerai donc que deux découvertes récentes. Voici la première : M. Heulhard, parcourant une vieille traduction de Galien publiée à Lyon en 1537, c'est-à-dire l'année même du doctorat de Rabelais à Montpellier, remarqua à la fin du sixième livre deux gravures sur bois représentant, dit l'auteur de la traduction, des instruments utiles pour contenir les membres fracturés, un *glottotomon*, de l'invention de M° François Rabelais et un *syringotome*. L'édition, un in-16, petits caractères semi-gothiques, fut publiée chez Fr. Juste,

sous le pseudonyme de Philiatros. M. Heulhard
s'est d'abord demandé si Philiatros ne serait pas
Rabelais lui-même. On retrouve bien, dans quelques avant-propos, l'ampleur du style de Rabelais.
J'ai même remarqué que le traducteur met en français l'épigraphe que Rabelais a placé en tête de
son *Hippocrate :* « Te supplions, lecteur, adhérer
en tout point à la doctrine galénique *et ne laisser
point la claire et pure fontaine pour boire des ruis-
seaux troubles et pleins de boue.* » De là, toutefois,
à conclure à l'identité de Philiatros et de Rabelais,
il y a évidemment un abîme. Quelques indices font
supposer que Philiatros pourrait bien être le médecin Canape. Quoi qu'il en soit, le *glottotomon* et le
syringotome sont bien de Rabelais, inventés et des-
sinés par lui : on sait qu'il avait à sa plume un joli
bout de crayon et dessinait avec habileté. Ce qui
complète la découverte et achève de la rendre intéressante, c'est qu'en comparant l'instrument similaire proposé par Antoine Paré, on constate des
analogies qui sautent aux yeux. Ce n'est pas un
faible honneur pour Rabelais chirurgien, que
d'avoir été un inspirateur d'Ambroise Paré. Si
celui-ci ne le cite pas, il n'y a guère lieu de s'en
étonner, car on sait de quelle liberté ou plutôt de
quelle licence on usait à cette époque en fait d'imitation et de plagiat. L'union de la chirurgie et de
la médecine était au temps de Rabelais une véritable innovation scientifique. L'*indult* qu'il obtint
du pape pour son « apostasie » ne lui permettait

cependant d'exercer la médecine que sans effusion de sang, *citra sanguinis effusionem* ; mais rien de ce qui intéressait son art ne pouvait lui demeurer étranger et il ne laissa pas, du moins en théorie, de s'adonner à la chirurgie, sœur de l'anatomie.

L'autre découverte est de M. A. Vingtrinier et, sans avoir l'importance de la précédente, elle a bien son intérêt. Il s'agit des notes marginales en latin et en grec d'un vieil exemplaire d'une traduction latine d'Hippocrate, par Léonard Fuchsier, joli volume in-4° avec couverture du temps en veau brun gaufré (non cité par Brunet). Ce volume porte la date de 1532 : Rabelais venait de donner chez Gryphe son *Hippocrate*, et tout porte à croire qu'il collationna et annota celui de Fuchsier en vue d'une nouvelle édition de son propre ouvrage. N'ayant pas sous les yeux l'édition originale qui manque à la bibliothèque de Lyon, je ne puis faire la preuve de cette supposition ; si elle est vraie, il est probable que Rabelais modifia en quelques points son texte primitif. Les notes sont d'ailleurs visiblement de l'écriture de Rabelais et cela se voit surtout à sa manière de former les *s* et de barrer les *t*. Encore une preuve nouvelle du travail acharné du médecin de l'Hôtel-Dieu. Comme on aurait tort de s'obstiner à ne voir en lui, selon l'expression de La Fontaine parlant du divin Platon, que « le plus grand des amuseurs. » Il y a quelque chose de touchant, d'émouvant, remar-

que avec raison M. Vingtrinier, à se figurer le père
de Panurge étudiant la plume à la main, à la lueur
d'une lampe fumante, dans sa chambre de l'Hôtel-
Dieu, tandis que le Rhône mugit sous ses fenêtres,
annotant les vieux textes, s'identifiant avec la
pensée du père de la médecine, jetant rapidement
et d'une main enfiévrée ses réflexions en grec et en
latin, oubliant, dans une méditation profonde,
Paris et la cour, Rome et Genève, les querelles
théologiques, politiques, philosophiques, les dan-
gers que ses audaces amoncellent sur lui-même,
puis relevant la tête et souriant avec malice à
l'idée insensée de noyer cinq cent mille Parisiens
dans une inondation d'un genre absolument inédit.

Il fallut pourtant quitter ses malades de l'Hôtel-
Dieu et ses amis si dévoués et si nombreux. La
justice ecclésiastique, secondée par la justice
royale, donnait, en ce temps-là, à réfléchir aux
philosophes. Songez que près d'un siècle plus tard,
en 1618, le philosophe Vanini fut traîné sur la
claie et brûlé vif à Toulouse. Quand il vous vient
au bout de la plume des phrases comme celles-ci :
« Arrière, mâtins, hors de la carrière ! Hors de
mon soleil, canaille au diable ! Voyez ce bâton,
pour chasser et évincer larves bestiaires et mâtins
cerbériques. Pourtant, arrière cagots ! Aux ouail-
les, mâtins ! Hors d'ici, caphards de par le diable.
Hay ! Etes-vous encore là ! Je renonce à ma part
de papimanie si je vous happe », c'est qu'on a
eu peur, qu'on tremble encore d'émotion et qu'en

a ressenti le besoin pressant de solliciter la protection des cardinaux et l'*indult* du pape. Un beau jour, le dimanche 13 février 1534, « en l'Ostel-Dieu, après dîner » les administrateurs s'assemblent pour délibérer sur l'absence réitérée et prolongée de leur médecin. La délibération est amusante et ressemble trait pour trait à ces consultations des médecins de Molière où il n'est question ni de la maladie ni du malade. Du mérite comparé de Rabelais et de ses trois concurrents pas un mot (1). Il y a sur les rangs Me Canape, Me Charles et M^{e} Du Castel : ils s'offrent au rabais et cette considération n'est pas sans valeur pour des administrateurs économes. Mais le plus grand argument c'est qu'il est essentiel de ne pas mécontenter M. de Montrotier « qui donne audit hôpital trois cents livres tournois » par an et jouit d'une influence exactement correspondante. Or, visiblement, M. de Montrotier n'est pas pour Rabelais : cet homme

(1) Fragment du fac-simile publié dans l'ouvrage in-4° avec gravures *Le Séjour de Rabelais à Lyon*, par Alexis Bertrand (Lyon, 1893, A. Storck et Cie, éditeurs).

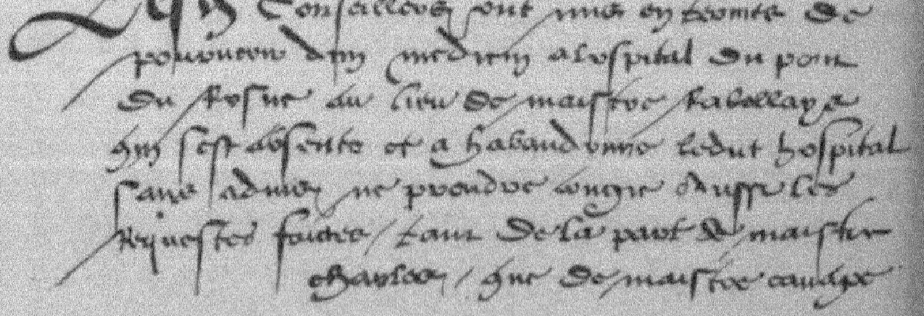
Lesdictz conseillers ont mis en terme de
pourveoir dung medicin a lhospital du pont
du Rosne au lieu de maistre Rabellays
qui sest absente et a habandonne ledit hospital
sans advertir ne prendre congie Et apres les
requestes faictes tant de la part de maistre
Charles que de maistre [illegible]

assurément n'aime pas les livres de « haute graisse » et ne goûte aucunement les fugues intempestives du médecin. M. Du Castel, d'ailleurs, qui accepte des gages de trente livres, paraît « bien idoine et suffisant » pour recueillir cette lourde succession. Pourtant Rabelais a ses partisans, mais ils sont timides et n'osent élever la voix : Jehan Guilloud s'émancipe jusqu'à dire « que l'on doit bien y penser » ; Pierre Durand ose avancer « qu'on doit surpercéder d'y pourvoir jusques après Pâques, car il a entendu dire que ledit Rabelais est à Grenoble et pourra revenir » ; Rochefort s'en réfère à « l'advis de M. de Montrotier » et Guillon, plus prudent encore, « s'en remet à la pluralité des voix ». Somme toute, on ne décida rien ce jour-là, mais le 5 mars suivant il fallut bien se rendre à l'évidence et à la nécessité : pas de nouvelles du médecin retenu probablement à Grenoble en compagnie d'un autre fugitif célèbre, Corneille Agrippa, dans la maison de ce François de Vachon, président à mortier, qui « ne passait point agréablement ses heures de loisir s'il n'étudiait pas », dit un ancien dictionnaire du Dauphiné de Guy Allard, et dont « les plus charmantes conversations étaient avec les gens de lettres. » Cette maison du président de Vachon était « l'asile des hommes de lettres et une académie perpétuelle de gens savants ». Rabelais s'y trouvait dans son milieu et y restait ; on décida donc son remplacement à l'unanimité mais on lui rendait encore un hommage involontaire en remplaçant un simple bachelier par un docteur auquel on n'octroyait que trente livres au lieu de quarante.

Rabelais ne garda contre les Lyonnais ni rancune ni amertume, à moins qu'on ne veuille voir une plaisante vengeance dans le tour qu'il leur joua, selon la légende, en se faisant reconduire par eux à Paris à la suite de la scène qui a donné lieu au proverbe du *quart d'heure de Rabelais*. J'avoue que cette histoire manque un peu de vraisemblance : qu'il ait préparé de petits paquets de cendre avec les inscriptions bien en évidence, *poison pour le roi, poison pour la reine, poison pour le dauphin*, selon une des deux versions ; qu'il ait assemblé les docteurs de la ville sous prétexte de leur faire d'importantes communications scientifiques et que changeant subitement de ton, parlant bas, fermant lui-même les portes, il leur ait dit tout à coup : « Voici un poison subtil que je suis allé chercher en Italie pour vous délivrer du roi et de ses enfants ; oui je le destine à ce tyran qui boit le sang du peuple et qui dévore la France » ; quelque récit qu'on adopte, c'eût été jouer trop gros jeu. François Ier n'aurait peut-être pas goûté la plaisanterie du poison et les bons bourgeois qui, dit-on, firent escorte à Rabelais jusqu'à Paris, n'auraient pas manqué de reconnaître le personnage si populaire à Lyon. Rabelais d'ailleurs aurait aisément trouvé à Lyon un prêteur, sinon de 50.000 écus comme François Ier, du moins de la somme minime qui lui était nécessaire pour payer son hôtel et se défrayer du voyage. On a soin de dire, il est vrai, qu'il ne voulait pas se faire connaître parce qu'il remplissait une mission secrète ; mais il faut avouer que c'était un étrange moyen de dissimuler son identité : concluons donc que si la légende a peut-être son point de départ dans quelque aventure arrivée à Rabelais, à coup sûr les choses n'ont pu se passer ainsi. On ne prête qu'aux riches et, en fait de joyeux tours et de bonnes plaisanteries, Rabelais était plus riche que Gadagne en écus sonnants et trébuchants.

Si la lettre de l'écolier limousin qui accompagne les plus anciennes éditions de Rabelais est authentique, elle nous offre une peinture si charmante de la vie lyonnaise que le médecin du grand Hôtel-Dieu dut s'en souvenir longtemps avec délices. On sait qu'elle est adressée « à un sien amicissime, résidant en l'inclite et famosissime urbe de Lugdune ». On est obligé de traduire et de paraphraser cette langue macaronique. « Des amis qui t'ont récemment quitté nous font d'alléchants récits de la vie que tu mènes. Il paraît qu'à Lyon tu voles de plaisirs en plaisirs. Nymphes plus que divines... Banquets à tout propos... Une campagne ravissante où il est délicieux de se reposer des fatigues de la ville, en écoutant la douce cantilène du rossignol, en suivant des yeux la course des nymphes des bois, des naïades et des dryades... Et vos festins où coule l'ambroisie, ils sont dignes des dieux, dignes des noces de Pélée et de Thétis. Du vin à la ronde et des meilleurs crus ! Aussitôt les tables desservies, vite à la danse, à la chasse des bêtes sauvages et du menu gibier. Plaisirs sous toutes les formes et jamais de chagrins... O deux et trois fois heureuse la vie que vous menez à Lyon ! Et combien différente de la nôtre, hélas ! Tourments et soucis chaque jour renaissants, agitations sans trêve et sans repos ; que notre sort comparé au vôtre est peu enviable... Si tu dois venir à la cour, poussé par quelque ambition, attends du moins la saison prochaine. » La conclusion est d'un bon thélémite : « Qui pour biens se jugule est vraie bête ! » La vie de province a ses bons côtés mais l'écolier limousin flatte un peu le tableau : il vit à Paris.

V

Un mot encorepour conclure et pour terminer cette étude. En même temps que Rabelais résidait à Lyon entre deux exils, un savant et bizarre personnage, Henri Corneille Agrippa, médecin, érudit, orateur, alchimiste, astrologue, et par dessus tout bilieux, haineux, toujours insultant et toujours insulté, mais aussi universel par sa science et étrange dans sa vie que Rabelais lui-même, qui l'a peint de face sous le nom de Herr Trippa et de profil sous celui d'Henri Cotiral. Longue robe de pédant et barrette en tête, vrai « diable enjuponné », par art « d'astrologie, géomantie, chiromantie, métopomantie et autres de pareille farine, il prédisait toutes choses futures ». Et naturellement il ignorait ce qui se passait chez lui : « et ne sait le premier trait de philosophie qui est : connais-toi, se glorifiant voir un festu en l'œil d'autrui et ne voir une grosse souche laquelle lui poche les deux yeux. » Cet homme au caractère malveillant et malheureux, toujours poursuivi par une meute d'ennemis aboyant à ses trousses, cet Allemand de Cologne n'était pas pour plaire à Rabelais, Gaulois de naissance et d'esprit. Peut-être plus tard se réconcilia-t-il avec lui à Grenoble chez le président Vachon, car Henri Cotiral nous est représenté comme rendant un service signalé à ses amis dans une rencontre en mer au moment où le navire allait s'enlizer. Mais Cotiral est toujours un « compagnon vieux » ridiculement affublé et « tenant en main senestre un gros, gras, vieil et sale bonnet d'un teigneux ». Ce savant insupportable et misanthrope avait composé un gros livre pour démontrer à ses contemporains la vanité des lettres et des sciences, le vide et l'inanité de tout. C'était un Schopenhauer du XVIe siècle, un pessimiste avant la lettre.

Rabelais est au contraire l'optimisme en personne. Aussi, prenant le contre-pied de la thèse d'Agrippa, il fait l'éloge intarissable et lyrique, non seulement de la gaieté, mais de la science et des arts : il rêve pour son bon géant Pantagruel l'éducation encyclopédique et la science totale, intégrale. Relisez quelques pages de la lettre de Gargantua : « Le temps était encore ténébreux et sentant l'infidélité et calamité des Goths qui avaient mis à destruction toute bonne littérature... Maintenant toutes disciplines sont restituées, les langues instaurées, grecque (sans laquelle c'est honte qu'une personne se dise savant), hébraïque, chaldaïque, latine ; les impressions tout élégantes et correctes en usance qui ont été inventées de mon âge par inspiration divine, comme à contrefil l'artillerie par invention diabolique... Que dirai-je ? Les femmes et filles ont aspiré à cette louange et manne céleste de bonne doctrine... Parquoy, mon fils, je t'admoneste qu'emploie ta jeunesse à bien profiter en études et vertus... Et quant à la connaissance des faits de nature, je veux que tu t'y adonnes curieusement, qu'il n'y ait mer, rivière, ni fontaine, dont tu ne connaisses les poissons : tous les oiseaux de l'air, tous les arbres, arbustes et fructices des forêts, toutes les herbes de la terre, tous les métaux cachés au ventre des abîmes, les pierreries de tout Orient et midi, rien ne te soit inconnu. Puis soigneusement revisite les livres des médecins grecs, arabes et latins, et par fréquentes anatomies, acquiers-toi parfaite connaissance de l'autre monde qui est l'homme. »

O l'admirable programme d'enseignement clas-

sique et moderne du bon géant ! C'est précisément
l'histoire abrégée des travaux de Rabelais à Lyon.
Quelle foi à la science et au progrès, quelle ardeur
généreuse et toute française à émanciper l'esprit
humain ! Cette allégresse du cœur et cet élan de
l'intelligence Rabelais leur donne un nom : c'est le
pantagruélisme. Il en propose plusieurs définitions
qui se complètent l'une l'autre : c'est « vivre en
paix, joie et santé,faisant toujours grande chère »;
« c'est aussi propriété individuelle... moyennant
laquelle jamais en mauvaise partie ne prendras
chose quelconque » ; c'est enfin « certaine gaieté
d'esprit confite en mépris des choses fortuites ».
Agrippa, Rabelais, voilà bien l'éternelle antithèse
du génie allemand et du génie français, des ténèbres et de la lumière, du sombre pessimisme et de
la rayonnante gaieté. Que Rabelais nous préserve
donc du pessimisme, phylloxera germanique. Une
ville qui a eu l'honneur de posséder, de comprendre et d'aimer Rabelais doit avoir fait provision
pour des siècles de soleil et de bonne humeur.
« Vivez joyeux » c'est le mot d'ordre de Rabelais ;
et c'est aussi celui du grave Descartes, père de la
philosophie française, puisqu'il déclare que « la
gaieté possède une secrète vertu pour nous rendre
la fortune favorable ».

CHAPITRE III

Une Théorie du rire : Laurent Joubert

I

Dans notre XVIe siècle si fertile en écrivains de
race et en talents originaux, le médecin Laurent
Joubert mériterait de figurer tout près du premier
rang. Que ses volumineux ouvrages de médecine
dorment aujourd'hui dans la poussière des bibliothèques, cela s'explique aisément par les progrès
de la science : leur latin, quoique cicéronien, nous
rebute, et leurs théories médicales, bien que fort
avancées pour l'époque, nous intéressent médiocrement. Mais il a écrit dans un français alerte et
piquant deux petits chefs-d'œuvre, le *Traité des
erreurs populaires* et le *Traité du rire*. Dédiés tous
deux à « très haute, très excellente et studieuse
princesse Marguerite de France », ils méritèrent
non seulement son suffrage, mais le succès reten-
tissant qu'ils eurent à l'époque de leur apparition

et qui se maintint longtemps après. Le scandale, il est vrai, eut quelque part à leur vogue et à la renommée de l'auteur. Sous prétexte d'extirper les erreurs qui ont cours dans le peuple en matière de médecine, Joubert, usant en français des privilèges de la langue latine et des libertés de la langue médicale, y parle fort crûment de questions un peu scabreuses et généralement réservées au secret et à l'ombre des écoles. Il le sait et se défend par anticipation dans sa dédicace. Il prétend qu'on « peut honnêtement parler de toutes actions naturelles, non moins que de toutes les parties du corps humains les plus secrètes et les plus cachées que les yeux chastes ne craignent pas de voir en public par les anatomies ». Pour rassurer la pudeur de Marguerite, il lui raconte que l'impératrice Livie sauva la vie à des hommes qu'on allait mettre à mort parce qu'ils avaient eu le malheur de se laisser voir tout nus, en déclarant que pour le regard des femmes pudiques ils ne différaient en rien des statues. « J'ai estimé, muni de telles raisons comme bons défensifs, ajoute-t-il, que la poison des médisans ne me peut nuire en cet endroit. » Il avait pourtant trop présumé de ses raisons et de ses défensifs : le livre alla aux nues mais fit crier au scandale. Son panégyriste Cabrol énumère les éditions qui furent données « à Bordeaux, Paris, Lyon, Avignon » et raconte qu'on se les arrachait à prix d'or « tout ainsi qu'en la famine le prix du blé se hausse tous les jours ». Les plus irrités étaient les

médecins ; ils justifiaient leur fureur en déclarant
que Joubert, professeur et chancelier de la Faculté
de Montpellier, avait en quelque sorte trahi le
secret professionnel en traitant en français des
mystères de la médecine et en dévoilant au vulgaire les arcanes du métier. Joubert avait pourtant
répondu d'avance à cette étrange accusation en
prouvant avec esprit que tout le monde est médecin. La démonstration est plaisante et vaut la peine
d'être rapportée.

Un jour, dit-il, le duc de Ferrare « mit en propos
familier, de quel métier il y avait le plus de gens ».
Les avis furent partagés, comme bien l'on pense.
Gonelle, fameux bouffon, opina pour les médecins
et se fit fort de prouver son dire en vingt-quatre
heures. Le lendemain matin il sort de son logis
« avec un grand bonnet de nuit et un couvre-chef
qui lui bandait le menton, puis un chapeau par-
dessus, son manteau haussé sur ses épaules ». Le
premier qui le vit en cet équipage de lui demander
ce qu'il a : Gonelle répond qu'il souffre d'un grand
mal de dents ; on lui donne une recette pour le
mal de dents et il écrit sur ses tablettes, non la
recette, mais le nom du guérisseur. Combien trou-
va-t-il ainsi de médecins improvisés en allant au
palais, je vous le laisse à penser, car je suis forcé
d'abréger le récit pour arriver plus vite à la conclusion : « Quand il entre en la chambre du duc,
Son Excellence lui crie de loin : « Eh ! qu'as-tu,
Gonelle ? » Il répond tout piteusement et en mar-

miteux, mal des dents, le plus cruel qui fut jamais. Adonc son Excellence lui dit : « Hé, Gonelle, je sais une chose qui te fera passer incontinent la douleur, encore que la dent fût gâtée. Messer Antonio Mussa Brassavolo mon médecin n'en pratiqua jamais une meilleure. Fais ceci et cela, incontinent tu seras guéri. » Soudain Gonelle jette bas sa coiffure et tout son attirail, s'écriant : « Et vous aussi, Monseigneur, êtes médecin ! Voyez-ci mon rolle, combien d'autres j'en ai trouvé depuis mon logis jusqu'au vôtre. Il y en a près de deux cents, et si je n'ai passé que par une rue. Je gage d'en trouver plus de dix mille en cette ville, si je veux aller partout. Trouvez-moi autant de personnes d'autre métier ! »

Les médecins n'étaient pas enchantés de se découvrir tant de confrères et trouvaient aussi impie, pour le moins, de révéler leurs secrets en ce style vif et spirituel que de traduire la Bible et de chanter les psaumes en français. La modestie de Joubert n'était pas plus de leur goût que son audace de vulgarisateur, car il semblait rabaisser les diplômes et railler les formules d'école dans une devise qu'il aimait à répéter, *trois fois docteur, docte jamais*. On voit que Joubert était une sorte de Rabelais officiel, professeur et chancelier, portant noblement la toque et le rabat dans les actes solennels ; mais peu solennel au fond, aimant à rire, et, en dépit de sa science profonde, légèrement sceptique sur l'infaillibilité de la médecine et volontiers railleur à l'endroit des médecins et de leurs prétentions gourmées et pédantes. Pour achever de peindre cet honnête homme dans toute l'acception que nos pères du XVIIe siècle donnaient à ce mot, il suffirait de citer quelques lignes de la préface de sa traduction de la *Grande Chirurgie* de Guy de Chauliac ; traduction que Desgenettes apprécie en quelques mots qui font honneur à Joubert : « Il était difficile, dit-il, de rendre un plus grand service à l'art de guérir. Le désir d'être utile semble ici l'avoir emporté sur la passion de la gloire. » Joubert dédie son travail à sa mère et cette dédicace est singulièrement touchante : « A qui pourrais-je mieux dédier une si excellente chirurgie qu'à une dame qui se plaît infiniment à traiter presque de sa main les pauvres malades ulcérés, par charité et piété inestimables ? Aussi quelles et quantes bénédictions avez-vous senti de Dieu qui vous fait vivre longuement sur la terre (c'est le premier bien qu'il promet à ceux qui ont dûment révéré leurs père et mère), approchant de quatre-vingts ans, saine et bien entière ! — qui vous a donné vingt beaux enfants, d'un mariage, tous bien sains et droits, sans aucune tare dans leurs personnes : et de vos enfants en être déjà sortis quatre-vingts ; de sorte que vous êtes mère ou mère grande de cent enfants, desquels la meilleure part est en vie. »

Joubert qui avait succédé à Rondelet, le joyeux Rondibilis de Rabelais, semble avoir voulu réduire en théorie le rire rabelaisien et, sans doute, il ne croyait pas sortir de son art et déserter la médecine puisque l'auteur de Pantagruel voyait dans le rire le propre de l'homme, le remède ou le palliatif de tous les maux et une véritable panacée. Ceux qui pensent autrement, il les traite de « chiche faces » indignes qu'on analyse pour leur instruction cet heureux privilège de notre nature qu'il appelle « l'affection risolière ». En étudiant son ouvrage, nous prendrons la liberté de corriger l'orthographe étrangement personnelle de l'auteur : il veut en effet qu'on écrive comme on parle et il a fait imprimer son livre d'après ce paradoxe qu'il expose dans un dialogue sur la *cacographie* française. Il y a peut-être dans le *Traité du rire* de précieuses indications sur la prononciation française au XVIe siècle (il porte la date de 1579 et il est devenu une rareté bibliographique), mais cette particularité est fort gênante pour le lecteur et nous avons dû la faire disparaître dans les citations.

II

Le titre complet : « Traité du Riz, contenant son essence, ses causes et merveilleux effets, curieusement recherchés, raisonnés et observés » donne une idée fort exacte de l'ouvrage. Il contient en effet des recherches d'érudition, des théories médicales et psychologiques et des observations personnelles. Il est divisé en trois livres qui traitent successivement des causes du rire, de ses différentes espèces et des nombreux problèmes qui concernent sa nature et ses manifestations. C'était un usage constant au XVIᵉ siècle de ne jamais instituer une recherche sans en faire voir l'importance et la dignité. Joubert n'y manque pas et il va sans dire que cette importance est capitale et que le petit problème qu'il y traite est le plus digne d'occuper un savant. Voici la manière trop ingénieuse dont il prouve cette thèse dans sa dédicace à Marguerite de France ; il institue une sorte de concours entre la main, le cerveau et le visage. La main est vite éliminée, car si elle est l'instrument des instruments, et le ministre de presque tous les arts, elle ne doit ce privilège qu'au cerveau qui la dirige et à l'esprit qui la dresse à son usage. Le cerveau est donc bien supérieur en dignité : organe de l'esprit, il est la principale cause de notre supériorité sur les animaux, car un homme de moyenne taille « a plus de cervelle que deux bœufs ». Le cerveau ne saurait cependant garder l'avantage définitif, et la raison en est simple : la galanterie ne le permet pas, puisque la femme a moins de cervelle que l'homme et que le *Traité du rire* est dédié à une femme qu'on s'accorde à regarder « comme la plus belle princesse de toute la chrétienté ». Mais la supériorité d'une femme sur une autre femme éclate surtout au visage, « car le visage caché, tout le reste est presque semblable, combien que Pâris voulût voir les trois déesses toutes nues, pour mieux juger de leur beauté ».

Le thème trouvé, Joubert brode ingénieusement les variations : le visage est l'âme extérieure, le siège des émotions et des plus délicats mouvements du cœur. Il est dans l'ordre de la nature que la femme prenne un soin extrême de son visage et de sa beauté. L'homme est né pour les grands travaux et les rudes fatigues, « la femme est née au repos et à l'ombre, au couvert de sa maison, qu'elle doit porter, comme le fait le limaçon et la tortue. Et il lui est bien séant d'être soigneuse de sa beauté naturelle, pour en donner honnêtement plaisir à son mari, lequel prenant récréation de sa compagnie et accointance, en diminue les fâcheries reçues de ses peines et labeurs, relâchant doucement la tension de son esprit. C'est pourquoi Dieu a créé la femme, compagne de l'homme, plus jolie et mignarde, lui imprimant un désir curieux de conserver sa beauté, afin d'en être plus agréable. » Dans le visage lui-même, quelle est la partie la plus belle et la plus expressive ? Les yeux. Et d'où vient aux yeux tout leur éclat et toute leur expressive mobilité ? Du sourire et du rire. On voit ainsi l'importance et la difficulté de notre recherche puisque son dernier but n'est rien moins que le mystère même de la beauté et de la grâce, plus belle encore. Aussi faut-il convenir que ce sujet « excède la commune capacité des femmes, et j'ose bien dire des hommes qui ne savent que médiocrement ». Le tour est heureux pour amener l'éloge de la science et de la pénétration de Marguerite, et si quelqu'un s'offusque de ces louanges, qu'il se rappelle le grand Corneille appelant soleil un fermier général qui était borgne, et assurément il pardonnera à Joubert. Que Marguerite eût de beaux yeux, il n'en faut pas douter après cet éloge des yeux, trop mignard peut-être, mais où brillent dans un vieux langage des grâces nouvelles : « Qu'y a-t-il au monde tant gracieux et plaisant à voir qu'un bel œil riant, étincelant et jetant plus de feux, sans comparaison, que le plus fin diamant oriental ? Y a-t-il diamant de si belle eau qu'un œil plein d'esprits frétillants qui s'éparpillent et voltigent de tous côtés ? Y a-t-il émeraude ou turquoise plus belle à notre vue qu'un œil vert ou bleu, quand il est joyeux et gai... Et quand tels yeux servent à une âme qui les fait bien mouvoir, ores joyeusement, ores piteusement, honteusement, modestement ou lascivement pour déclarer ses intrinsèques affections, y a-t-il chose qui ravisse plus l'homme et le contraigne au vouloir de cette âme ? »

Entrons maintenant dans le sujet lui-même, l'analyse des causes du rire. Les causes pourraient bien être du genre de celles qu'on appelle occultes et qui semblent se dérober à la plus sagace pénétration ; telle est la cause qui fait que l'aimant attire le fer et que la torpille engourdit la main du pêcheur. Joubert n'est pas de ceux qui donnent des mots pour des raisons et s'il parle de « passion risifique », il sait bien que ce n'est au fond qu'une périphrase pour désigner le rire lui-même. Seulement il ne veut pas qu'on imite les « ignares présomptueux » qui ne doutent de rien parce qu'ils croient tout savoir, ni qu'on pose des bornes à l'intelligence humaine qui est justement faite pour s'enquérir des causes et « toujours profonder aux plus obscurs secrets de nature ». Il croit aussi au progrès scientifique et déclare en termes dont Fontenelle semble s'être souvenu, que « nous sommes par rapport aux anciens comme les enfants au col du géant qui voyons ce que voit le géant et un peu davantage ». Posons tout d'abord quelques règles pour guider notre recherche : il faut aller du connu à l'inconnu et ne se rendre qu'à l'évidence. Quiconque a lu le *Discours de la méthode* sera bien étonné de retrouver les fameuses règles de Descartes dans le *Traité du rire*. Le rapprochement, bien qu'il soit inattendu, est si peu arbitraire que Descartes paraît avoir lu et emprunté presque textuellement la règle suivante : « Toute inquisition bien ordonnée commence des choses les plus connues et de là, comme par degrés, des basses ou hautes elle nous conduit à l'intelligence des plus ardues et difficiles. » Il y a plus : Descartes a si bien lu et si peu dédaigné Joubert qu'il le résume avec une scrupuleuse fidélité dans le chapitre consacré au rire du *Traité des passions*. Que l'on compare encore cette règle à la règle cartésienne correspondante : « Il faut mettre en avant des propositions tant évidentes qu'on ne les puisse refuser et d'icelles déduire le surplus. » Le hasard ne produit pas des analogies aussi palpables ou plutôt une identité de fond et de forme aussi complète. On est aussi fort étonné de trouver dans Joubert le procédé qu'on appelle induction, le nom et la chose, car il déclare qu'il faut procéder « par induction et exemple » et il suit scrupuleusement cette méthode. Faut-il en conclure qu'il y a dans Joubert l'étoffe d'un Descartes ou d'un Bacon ? Nullement ; mais on peut tirer de ce qui précède une double conclusion qui n'est pas à dédaigner, c'est que les idées auxquelles les deux grands novateurs ont attaché leur nom étaient en quelque sorte dans l'air ambiant ou l'atmosphère scientifique et que, avant eux, Joubert est un des savants qui en ont eu la conscience anticipée la plus complète et la plus nette.

Aller du connu à l'inconnu, c'est évidemment recueillir des exemples de cas risibles et s'élever par l'induction à ce qu'ils offrent de saillant ou de commun ; ce qu'ils contiennent tous, malgré la diversité des cas, sera évidemment l'essence même du rire. Les exemples sont infinis, mais ils se laissent tous ramener aux quatre types suivants : 1° Qu'une dame laisse voir involontairement et par accident, par suite je suppose d'un coup de vent indiscret ce que l'on cache avec soin, cela « incite les voyants à rire » et toutefois on ne rit pas si on découvre la poitrine, les bras et les pieds, et moins encore s'il s'agit d'une opération chirurgicale. Les enfants et les ivrognes trébuchent et tombent sans qu'on en rie bien fort, « mais si un grand et notable personnage qui s'étudie à marcher d'un pas fort grave et compassé, chopant contre une pierre lourdement tombe soudain en un bourbier », nous éclatons de rire ; 2° Qu'une vieille femme se mêle de faire la coquette, qu'un vieillard affecte les manières des jeunes gens ou des enfants, cette « messéance » ne manquera pas de nous faire rire : Molière le savait bien quand il écrivit le rôle de Bélise qui s'imagine que tous les cœurs ne brûlent que pour elle ; 3° Nous rions à la vue d'un léger dommage pris trop au sérieux, par exemple quand un monsieur prend une mine décontenancée et presque un air éploré pour un verre cassé maladroitement dans un salon ; 4° Nous rions encore d'une attente déçue, d'une petite tromperie dont nous sommes nous-mêmes les auteurs innocents, par exemple « si nous mettons un autre en peine de chercher quelque chose de petite importance, laquelle nous avons cachée, et autres infinies bourdes ».

Joubert analyse avec soin tous ces exemples et beaucoup d'autres encore et il découvre qu'ils offrent tous une particularité, la seule qui leur soit commune : c'est qu'ils supposent tous la perception claire ou obscure, nette ou confuse d'une chose laide, d'un léger désordre, bref d'une « messéance » qui ne va pas jusqu'à émouvoir notre pitié bien qu'elle provoque notre étonnement et donne comme un choc à l'esprit qui la juge. Perception d'une chose laide, indigne de pitié, voilà donc l'essence du rire. Ajoutez certaines conditions dont voici les plus importantes au nombre de trois : l'inattendu, la « nouvelleté », comme dit Joubert, qui nous prend à l'improviste et avant toute réflexion ; la rapidité, car une plaisanterie doit partir comme le trait qui vole et celui qui hésite à juger et tarde à percevoir l'objet risible perd le moment et la raison de rire, « la vitesse est comme la sauce qui donne l'appétit de rire, et la condition sur toutes requise en matière de jaserie » ; la troisième condition est une sorte de tromperie et de déception de l'esprit qui s'attend à une chose et en éprouve une autre, de telle sorte qu'il oscille pour ainsi dire entre le pour et le contre comme un pendule entre deux points extrêmes : un homme s'élance pour patiner et la glace se rompt, sans toutefois qu'il y ait danger pour lui ; un autre savoure par anticipation un mets exquis et se brûle la langue en y goûtant trop vite ; on nous annonce une ravissante beauté et nous voyons paraître une « vieille, ridée, barbue, velue, frisée, borgne, chassieuse, crassée, punaise, puante, morveuse, baveuse, édentée, rogneuse, pouilleuse, vide et sale, bossue, tortue, escropionnée et plus difforme que la même laideur, il y a bien de quoi rire de nous voir ainsi moqués », et il y a en effet un luxe de désappointement et d'épithètes tel que Rabelais n'eût pu mieux dire ! Cette surprise de l'esprit peut ailleurs avoir pour occasion l'exercice de chacun de nos sens : l'odorat éprouve une déception quand on s'attend à respirer un bouquet parfumé « de poudre violette ou de cypre » et qu'on lui donne à flairer « de l'euphorbe ou de l'ellébore » ; l'ouïe est déçue quand on lui fait entendre au lieu « d'une plaisante chanson » une cacophonie qui la blesse, et ainsi tous les autres sens.

Il faut encore noter qu'il n'y a rien de si contagieux que le rire : les diaphragmes sont comme les cordes des clavecins qui vibrent à l'unisson. Joubert remarque que l'on s'excite à rire par une contagion que l'on crée en quelque sorte soi-même au moyen du souvenir et de la prévision ; on jouit par avance du rire qu'on espère provoquer et on rit encore d'avoir ri, car le rire a son écho et se répercute comme le son. Aussi le conteur qui ne garde pas son flegme et son sang-froid fait rire par contagion bien qu'il amortisse d'avance l'effet final en l'escomptant et en mitigeant maladroitement la surprise. Ainsi s'expliquent les rires qui sont en apparence sans motif : au milieu de « bretons bretonnants » dont on ne comprend pas la langue, on peut rire de confiance par simple sympathie physique et quelquefois aussi « le ris ne vient pas soudain parce qu'on est tardif à comprendre le fait ou dit, obscur, difficile, couvert, ambigu et qui amuse quelquefois l'esprit rêvant après l'intelligence ». Voilà très abrégée, et partant très gâtée, la théorie psychologique du rire : les Darwin les H. Spencer, ont pu la traiter avec plus d'ampleur, ils n'ont pas surpassé Joubert en finesse et en pénétration et il n'y a qu'une excuse à ne pas citer cet ouvrage fondamental, c'est de ne pas le connaître.

Que l'âme soit plus aisée à connaître que le corps, et la psychologie plus avancée que la physiologie, ce n'est pas seulement Descartes, c'est aussi Stuart Mill, un positiviste, qui le prétend. Le livre de Joubert en est une preuve : sa psychologie n'a pas vieilli tandis que sa physiologie est singulièrement dépassée. Aussi nous y arrêterons-nous peu : il ne se résigne pas à ignorer ce que trois siècles d'innombrables travaux ne nous ont pas encore appris. C'est son défaut comme c'est celui de Descartes, expliquant par le menu, et sans que rien l'embarrasse, la formation du fœtus. Joubert sait que le rire a son siège organique au cœur ; il sait comment le cœur meut le diaphragme par un mouvement « de soufflet », comment ce mouvement se communique à la poitrine et à la voix qui devient, comme lui, « interrompue » et entrecoupée ; il explique sans que rien l'arrête, la demi-ouverture de la bouche, « l'allongement » des lèvres et « l'élargissement » du menton, et jusqu'à ces petites fossettes qui se forment aux joues et qu'il nomme « gelasins » et ces petites rides qui se creusent au coin des yeux et que les dames redoutent sous le nom de pattes d'oie. Que ne sait-il pas ? Si les yeux étincellent « de splendeur joyeuse » c'est par l'abondance plus grande des esprits animaux ; mais c'est justement parce qu'il se sert trop souvent des esprits et de la rate dans ses explications qu'il n'y a pas lieu d'insister sur cette partie de son livre ; la rate est détrônée, les esprits sont abolis, nous avons changé tout cela, et c'est la force nerveuse qui tient l'empire.

Quelle est donc en dernière analyse la définition et pour ainsi dire la formule du rire ? La voici par anticipation, car elle n'est donnée que dans le deuxième livre : « Le rire est un mouvement fait de l'esprit épandu, et inégale agitation du cœur, qui épanouit la bouche et les lèvres, secouant le diaphragme et les parties pectorales avec impétuosité et son interrompu, par lequel est exprimée une affection de chose laide, indigne de pitié. » Cette définition est parfaite, c'est Joubert qui l'affirme naïvement, et la raison en est simple : elle contient tout, les cinq causes, matérielle (c'est la chose laide), efficiente (c'est l'effusion des esprits), instrumentale (mouvements du cœur ou du diaphragme), formelle (signes physionomiques), et finale (expression d'une chose plus joyeuse que triste) ! Quant au genre prochain et à la différence spécifique, ce sont des conditions trop élémentaires de la définition pour qu'il vaille la peine de montrer qu'elles ne sont point omises ou mal présentées. Que si quelque esprit mal tourné était tenté d'ajouter avec Molière : « Et voilà justement ce qui fait que votre fille est muette ! » qu'on relise le savant chapitre de M. H. Spencer sur le rire expliqué par la décharge d'un trop-plein d'excitation nerveuse, et l'on restera peut-être convaincu que les causes occultes n'ont fait que changer de noms. Seul, Duchenne de Boulogne, à l'aide de l'analyse qu'on pourrait appeler électrique puisqu'elle consiste à exciter séparément par l'électricité les différents muscles du visage, a pu nous donner la grammaire de la physionomie, peut-être même en est-il resté à l'alphabet.

Il y a aussi toute une partie psychologique qui sera négligée à dessein dans cette étude parce qu'elle n'a rien de personnel à l'auteur et qu'elle n'est point essentielle au sujet. Il est vrai que Joubert éclaircit tout ce qu'il touche et qu'on ne saurait trouver ailleurs une exposition mieux conduite des trois facultés traditionnelles de l'âme, « la naturelle qui domine au foie, la vitale au cœur, et l'animale au cerveau », ou une distinction plus nette des sens externes et des sens internes. Il est même telle faculté si bien décrite et si bien nommée qu'on se prend à la regretter, par exemple « la convoiteuse » qui ferait un excellent pendant à « la papillonne » de Fourier. Mais ce sont là les subtilités épineuses dont parle Montaigne : qu'il suffise de remarquer que Joubert place dans

le cœur le siège du rire et qu'il a fort bien réussi
non à expliquer les rapports du cerveau au cœur,
ce qui n'était possible que par la circulation de
l'innervation comme l'a bien fait voir Cl. Bernard,
mais à décrire ces rapports. « Il est vrai, dit-il, que
tout aborde au cerveau, qui est le premier et commun sentiment, mais les objets des facultés rési-
dentes au cœur se transportent au cœur soudain
en un moment. » Dans le rire il y a une idée qui
réside au cerveau, la connaissance d'une laideur
indigne de pitié ; et il y a également un sentiment
qui réside au cœur, sentiment composite, fait de
joie et de tristesse : en effet, percevoir un objet laid
ne saurait être agréable, c'est plutôt triste et voilà
pourquoi Aristote disait que son Dieu ne connaît
pas le monde parce qu'il y a des choses qu'il vaut
mieux ignorer que connaître ; d'un autre côté c'est
toujours un plaisir que de découvrir et de percevoir
nettement un fait ou une vérité qu'on ignorait
auparavant, et l'âme qui s'aperçoit qu'après tout
la laideur dont il s'agit n'est digne d'exciter ni sa
colère ni sa pitié, s'abandonne complaisamment
à son plaisir, à l'amour d'elle-même. On ne niera
pas qu'il y ait de la profondeur dans cette analyse, mais on admirera tout de bon quand on verra
notre auteur chercher et découvrir la vérification
physiologique de ces vues de l'esprit. Il découvre,
en effet, dans les signes physionomiques du rire
un mélange parallèle des signes de la tristesse et
des signes de la joie. Constatons d'abord que toute

joie ne provoque pas le rire et qu'il est même des joies profondes qui l'excluent : le vrai bonheur ne rit guère et ne se répand guère au dehors, il se recueille et jouit de lui-même. Il en est de même d'un plaisir si soudain et si vif qu'il emplit l'âme ou plutôt qu'il fait irruption en elle : de ce plaisir on ne rit pas, on en meurt quelquefois.

Denys le Tyran mourut de joie en apprenant une victoire ; une mère mourut également en revoyant son fils sain et sauf après la bataille de Cannes. Joubert cite des exemples contemporains : la « jugesse » de Vic-Fezensac mourut au premier regard jeté sur sa fille qu'elle croyait mourante et « qu'elle trouva saine et gaillarde ». Il est donc surabondamment prouvé que toute joie, même la plus vive, que tout bonheur, surtout le plus parfait, ne provoque pas le rire : comme il est un composé de joie et de tristesse il en réunit les signes. Ainsi dans le rire « le visage se rétrécit, se retire et devient pâle, le nez semble alongir, la bouche est avancée, les lèvres en grossissent, s'enflent », et ce sont là les signes que l'observation la plus superficielle reconnaît pour ceux de la tristesse et du chagrin. « Il faut bien, dit-il, que le mouvement du cœur et des muscles de la face soit composé puisqu'il procède de double affection tout ainsi que la cause en est double. Car la chose ridicule nous donne plaisir et tristesse, plaisir de ce qu'on la trouve indigne de pitié et qu'il n'y a pas de dommage ni mal qu'on estime d'importance.

Donc le cœur s'en réjouit et s'élargit comme en la vraie joie. Il faut aussi de la tristesse pour ce que tout ridicule provient de laideur et messéance ; le cœur marry de telle vilainie comme sentant douleur s'étrécit et resserre. » Je ne connais qu'un seul exemple aussi remarquable de l'alliance des deux analyses, celle du corps et celle de l'esprit, et cet exemple est inverse : Duchenne de Boulogne a découvert que les signes extérieurs du rire permettent d'en distinguer la vérité ou la fausseté, car s'il est vrai et sincère les muscles palpébraux se contractent en même temps que le grand zygomatique, et s'il est faux et menteur ce dernier muscle se contracte tout seul. Vérité et fausseté, choses de l'âme s'il en fut : l'électricité les révèle en les matérialisant dans les muscles. Joubert va de l'âme au visage et découvre sur le visage les signes inattendus et presque contradictoires de deux sentiments constatés dans l'âme ; Duchenne va du visage à l'âme et par la seule étude des muscles la convainc de duplicité. Y a-t-il un plus bel exemple et plus concluant de l'union interne du physique et du moral, de l'alliance nécessaire des psychologues et des médecins ?

III

Joubert insiste tout particulièrement sur cette influence du corps sur l'âme, et de l'âme sur le corps : il se montre un véritable devancier de Cabanis et il n'ignore même pas les phénomènes de suggestion que nous croyons récemment découverts. Pour lui, le corps est la « trempe » de l'âme, car l'esprit, selon le mot de Galien, suit le tempérament. Erasistrate découvrit par la seule inspection du pouls qu'il trouva « élancé et tremblant », l'amour du roi Antiochus pour Stratonice. On sait assez que l'imagination de la mère agit puissamment sur l'enfant qu'elle porte dans son sein. Joubert rappelle à ce sujet l'ingénieux moyen dont se servit Jacob pour obtenir des agneaux « tachetés et grivelés » : il plaça, dans les auges où les brebis allaient boire, des tiges de diverses couleurs. Et la plupart des médecins, comment chassent-ils le mal, sinon par un exorcisme qui leur est propre et qui consiste dans la puissance d'une imagination saine et forte sur une imagination malade ? Il aime à répéter un proverbe du temps : Quel est le médecin qui guérit le plus de malades ? Celui qui inspire le plus de confiance. La raison qu'il en donne est « que la force de l'âme qui auparavant succombait au mal est excitée et relevée de l'espoir, dont maintenant elle assaut la maladie avec telle confiance qu'enfin il la surmonte ». D'un médecin ignorant mais qui sait inspirer la confiance, c'est la robe et le latin qui guérit. Chose digne de remarque, c'est au moment où la médecine d'imagination reprend faveur et s'explique scientifiquement que les médecins renoncent de plus en plus à ce qui frappe l'imagination. Serait-il paradoxal de soutenir qu'il y avait du bon dans le bonnet pointu et dans le grimoire inintelligible des médecins du temps passé : ces beaux vocables hébreux, grecs, latins, ont suggéré plus de guérisons qu'on ne pense. Il est vrai que nous avons eu le magnétisme et que nous avons encore l'hypnotisme. Joubert soutient que la puissance de l'âme sur le corps n'a pour ainsi dire pas de limites, qu'elle est « indicible » : tel réussit à suspendre les fonctions et à se donner toutes les apparences de la mort ; tel autre, « ayant avalé une incroyable diversité et quantité de choses, en remuant tellement l'endroit de l'estomac, elles sortaient comme d'un sac » ; tel autre se donne le pouvoir de chanter et de moduler d'une façon que Zola a décrite et que Joubert, détail bizarre, donne comme un exemple de l'empire de l'âme sur le corps !

Le rire est le lien le plus visible de cette étroite union. Il n'est pas aisé de distinguer les diverses espèces du rire, car elles se réduisent souvent à des nuances et à des degrés de force ou de faiblesse. Cependant on reconnaîtra tout d'abord deux espèces principales : le rire faux ou « bâtard », et le rire « légitime » ou vrai. Le rire qui accompagne parfois les convulsions, l'épilepsie, le rire des fous et des idiots est du premier genre : il est sans cause interne d'ordre psychologique et par conséquent ne répond pas à la définition du rire. Il est même souvent le principal symptôme de graves maladies, « fièvres ardentes, phrénésies, plaies de la tête et grandes pertes de sang, convulsions, marasmes et toutes choses qui dessèchent fort le cerveau ». Tel est encore le rire produit par le chatouillement ; le rire qu'on appelle *sardonique*, en prenant ce mot dans son sens propre et original de rire causé par cette herbe de Sardaigne qu'on a nommée « ache du ris » ; le rire occasionné par les piqûres de cette espèce d'araignée qu'on nomme *tarentule : «* Les gens de Tarente témoignent que ceux qui en sont offensés, les uns chantent toujours, les autres rient, les autres pleurent, les autres ne font que dormir et les autres que veiller : il y en a qui sautent toujours, la plupart vomissent, les autres suent, les autres tremblent, et les autres ont toujours peur. Il y en a qui ont d'autres accidents, mais tous semblent des fous, maniaques ou insensés. Leur principal remède gît aux instruments de musique, car tandis qu'ils les oient sonner, ils dansent : si l'instrument cesse, ils chéent à terre tous éperdus, avec renouvellement de langueurs. Donc il faut qu'ils dansent incessamment. » Il y a encore un rire bâtard qui provient des blessures du diaphragme et qu'Hippocrate appelle *torybode*, c'est-à-dire tumultueux. Quant au chatouillement, il est un composé des deux espèces de rire, le bâtard et le légitime, et rien n'est plus ingénieux que l'analyse de Joubert et la solution qu'il donne des « six problèmes du chatouillement ». Remarquez seulement que Ch. Levesque a eu bien tort de faire honneur à

Jean-Paul, qu'il ne manque pas d'appeler à cette occasion « le spirituel humoriste », de cette petite découverte qu'on ne rit plus du tout quand on se chatouille soi-même, et qu'on rit moins quand on est à quelque degré complice de celui qui chatouille : il n'était pas nécessaire de passer le Rhin, ici comme en tant d'autres cas. Joubert a même généralisé cette remarque : « Les malades, dit-il, touchent leurs maux, y appliquent des tentes, quelquefois en retirent des os avec moindre douleur que ferait un chirurgien, car personne n'est étranger à soi, par quoi il en endure moins. » C'est donc parce que « personne n'est étranger à soi », et qu'il ne saurait y avoir quand on est à la fois l'agent et le patient « laps et fraudation », c'est-à-dire attente déçue, prévision trompée, qu'on ne peut se faire rire en se chatouillant soi-même. L'homme d'esprit peut rire le premier des bons mots qu'il trouve. Alexandre Dumas riait aux éclats des aventures où il jetait ses héros, mais c'est parce qu'il y avait justement l'imprévu nécessaire : il est produit par ce malin génie qui selon Voltaire soufflait à Corneille ses plus beaux vers et se retirait tout à coup en disant : « Voyons comment il s'y prendra tout seul. » L'esprit et le talent ont un collaborateur inconnu : les anciens l'appelaient le Dieu ou la Muse, il fut de mode assez longtemps de le nommer l'inconscient.

Il est encore plus difficile de distinguer les différentes formes du rire légitime que celles du rire bâtard. Autant d'hommes, autant de façons de rire : chaque physionomie a la sienne. « Il y en a, dit Joubert, que vous diriez quand ils rient que ce sont oies qui sifflent, et d'autres que ce sont des oisons grommelants. Il y en a qui rapportent au gémir des pigeons ramiers ou des tourterelles en leur viduité, les autres au chat-huant et qui au coq d'Inde, qui au paon. Les autres résonnent un piou-piou à mode de poulets. Des autres on dirait que c'est un cheval qui hennit ou un âne qui brait, ou un porc qui grunit, ou un chien qui jappe ou qui s'étrangle. Il y en a qui retirent au son des charrettes mal jointes, les autres aux cailloux qu'on remue dans un seau, les autres à une potée de choux qui bout ; les autres ont une autre résonance, outre le minois et la grimace qui est en divers si diverse que rien plus. » Classer toutes ces formes du rire ce serait donc compter les étoiles ou les flots.

Mais on peut recueillir dans l'histoire et dans les bons auteurs cette psychologie fixée dans les langues qui est le fond commun où puisent les savants et les ignorants. Les poètes donnent souvent au rire l'épithète de *tremblant :* il ne faut pas s'arrêter à ce mot qui n'est qu'un qualificatif vague et général ; puisque tout rire est tremblant, interrompu, entrecoupé. Distinguons d'abord l'état faible, l'état moyen et l'état fort du rire ; nous obtiendrons le sourire, le rire *modeste*, c'est-à-dire modéré, et celui que les anciens appellent *cachin*, rire bruyant, éclatant qui prend aussi le nom de *syncrousien* quand il est décidément si violent qu'il ébranle tout, le rieur, les assistants et la maison même. Le rire est *sardonien* ou *canin* quand il joint aux caractères du cachin celui d'être faux, simulé, traître, plein de noirceur et de mauvais projets, et il est *ajacin* quand ces noirs projets n'ont d'autre but que le rieur lui-même : c'est le rire sombre et tragique d'Ajax qui va se jeter sur son épée, et d'Oreste qui loue le ciel de sa persévérance à le torturer. Rire étant « marry entièrement », c'est le rire *mégarique* ; rire mollement, avec afféterie, pour montrer la blancheur de ses dents, c'est le rire *ionien* dont se rapproche beaucoup le rire fatigant de ces rieurs infatigables. « Les jaseurs et bavards qui se plaisent en bourdes et toute badinerie, sans avoir ou tenir contenance : celui-ci s'appelle *agriogele*. N'oublions pas le *ris d'hôtelier*, souriant, avenant et qui déjà, en idée, pille le client et l'écorche, ni le *ris catonien :* « On dit que Caton le Censeur ne rit jamais de sa vie qu'une fois, et que lors il rit excessivement, quand il vit un âne manger des chardons, et qu'étant tout rompu de rire, il s'écria : « Ces lèvres ont de semblables laitues ! »

IV

Les problèmes particuliers que fait naître la question du rire n'offrent pas moins d'intérêt que la théorie générale. Le rire et le pleurer sont-ils le propre de l'homme ou bien lui sont-ils communs avec l'animal ? Tous les tempéraments et tous les âges sont-ils également disposés au rire et au pleurer ? Quel est le rôle du rire dans la guérison des maladies et parfois aussi dans leur aggravation subite où le rire peut même entraîner la mort ? Que ces problèmes passionnent la curiosité humaine, bien qu'ils soient peut-être insolubles, Joubert n'en doute pas et voit dans cette recherche persévérante une preuve de la dignité, de la divinité de notre intelligence. Hippocrate a dit que le médecin philosophe est l'égal des dieux et Aristote ne fait que le commenter quand il déclare que s'il est une science divine et bien digne, si l'envie pouvait entrer dans le cœur des immortels, d'exciter la jalousie de la divinité elle-même, c'est la philosophie. Entrons donc dans notre recherche : visons toujours aux causes profondes, mais avec la ferme résolution de nous contenter de la vraisemblance à défaut de certitude et de ne jamais affirmer plus que les faits positifs et leurs raisons logiquement déduites ne le permettent. Et d'abord, que le rire soit le propre de l'homme, c'est un fait d'expérience et c'est une vérité démontrable : sans doute on peut constater chez l'animal quelque chose d'analogue au rire, mais c'est un rire bâtard, purement physiologique. Darwin et ceux qui sont enclins à attribuer le rire à l'animal oublient l'élément tout intellectuel que renferme le rire : l'attente et par conséquent la prévision, l'antithèse de deux jugements contradictoires et par conséquent la comparaison. Que l'animal soit capable de joie et de tristesse, on n'en peut douter ; mais cette oscillation de l'esprit entre la joie et la tristesse, elle ne saurait se produire en eux puisqu'elle suppose une promptitude de perception, une rapidité de comparaison qu'assurément ils ne possèdent pas. Jamais un animal ne deviendra pessimiste, et même « c'est à l'homme seul que convient le pleurer, lequel n'a pu être donné aux bêtes à cause qu'elles comprennent à peine les choses qui nous induisent à pleurer ». Otez à l'homme le souvenir, la prévision et la comparaison du passé et de l'avenir avec l'état présent, il pourra encore souffrir et éprouver la tristesse, il ne se désolera ni ne pleurera. La mort n'est pour l'animal qu'un passage douloureux peut-être mais heureusement dépourvu de ce qui la rend si amère pour l'homme, le souvenir des chers êtres qu'il laisse sur terre et la vision anticipée d'un au-delà qui l'effraye ou du moins qui le trouble. Les pleurs et les larmes sont donc un effet de l'intelligence et même, dans certains cas, de la volonté : « Les femmes, dit notre médecin, ont des éponges pleines d'eau entre les épaules et de là un tuyau au long du cou qui va aux yeux. Donc, si elles veulent pleurer, seulement en pressant les épaules elles expriment abondamment de cette eau qui monte aux yeux par son canal. » Cette anatomie humoristique est complétée par l'examen de deux objections assez bizarres : est-ce que le bézoard des Arabes employé comme « contre-venin » ne passe pas pour être une larme d'un cerf d'Orient durcie et solidifiée, et ne parle-t-on pas couramment des larmes de crocodile ? Il va sans dire que Joubert n'a pas beaucoup de peine à réfuter ces mauvaises raisons de ceux qui gratifient les animaux du don des larmes.

Si le rire est le propre de l'homme, comment se fait-il qu'il y ait des hommes qui ne rient jamais et même des familles que l'on a pu qualifier d'*agélastes* ? Les exemples ne sont pas rares : Crassus, Phocion, Caton le Censeur (sauf une seule exception), Nerva, dont Apollonius prédit l'élévation à l'empire « de ce qu'il ne l'avait vu ni rire ni pleurer ». Une légende de l'antiquité nous apprend qu'on ne riait plus jamais quand on avait une fois pénétré dans la caverne de Trophonius, et la tradition raconte que Lazare ressuscité « ne fut jamais vu rire ». Peut-être faut-il expliquer ces anomalies en se rappelant que le rire est essentiellement humain et ne convient ni au calme olympien ni à la sottise incurable.

Le rire est une passion, l'être parfait est impassible. C'est une remarque profonde d'Aristote que tous les grands hommes ont été mélancoliques ou, comme on a traduit quelquefois, ont eu leur grain de folie. « Non seulement les gens de cœur et magnanimes ont été pour la plupart mélancoliques, mais aussi les plus ingénieux et sages, qui ont été

principalement auteurs de Sapience. » Joubert
l'explique en disant que les « profonds pense-
ments » épuisent la réserve d'esprits. « Ceux qui
bandent fort leur entendement aux hautes cogita-
tions et inventions par l'ardente étude et assi-
duelle pensée endurent grande perte d'esprits. »
Il y a donc quelque mérite à faire l'éloge du rire :
c'est se retrancher soi-même du nombre des grands
hommes et reconnaître de bonne grâce qu'on n'est
ni ange ni bête. L'enfant ne rit pas encore et
l'homme passé dieu ne rit plus. Il ne manquait pas
de docteurs au XVI° siècle, pour faire retentir avant
Bossuet le terrible : « Malheur à vous qui riez, car
vous pleurerez ! » mais ils ne réussirent à convaincre ni la sagesse de Joubert ni la « fureur
bachique » et gauloise de Rabelais. Joubert s'indigne contre le poète Lucrèce qui dit en beaux vers
que l'enfant pleure en naissant parce qu'il a le
sentiment anticipé des maux qui l'accableront
dans la vie. Il nous apprend que de son temps les
bonnes gens entendaient distinctement « les mâles
crier AA comme se plaignant d'Adam et les filles
EE comme voulant dire Eve qu'ils connaissaient
avoir été la cause de ces maux ». Pour lui ce premier cri s'explique bien plus simplement : c'est
l'effet de la surprise d'entrer dans un monde nouveau, « brayent-ils point étant ébahis et surpris
de la lumière qu'ils n'avaient point vue ? » et peut-
être aussi la colère d'être maniés sans discrétion
« par les mains sèches, dures, rudes et malplai-

santes des matrones (sages-femmes) qui sont pour la plupart vieilles ridées ».

Si la première manifestation du rire se fait attendre quarante jours, c'est qu'il faut que l'esprit « trempé et noyé en grand'-humidité se fasse jour ». Si on rit en dormant, ce n'est pas que l'intelligence ne soit nécessaire au rire, c'est alors qu'on rit de souvenir : c'est une idée qui éclôt et fleurit sur les lèvres après s'être réveillée au cerveau où elle germait sourdement.

Un médecin ne pouvait omettre d'étudier le rire dans ses rapports avec les tempéraments et le régime ; aussi s'efforce-t-il d'expliquer pourquoi le tempérament sanguin est le plus favorable au rire, et pourquoi, parmi les buveurs, les uns ont le vin triste, les autres gai. Nous ne le suivrons pas dans ces détails, non plus que dans ses dissertations sur le grand rieur de l'antiquité, Démocrite. Pourquoi se creva-t-il les yeux ? Aulu-Gelle dit que ce fut pour se livrer sans être distrait par le spectacle des choses à la contemplation intérieure, ce qui est peu vraisemblable chez un philosophe si positif ; Tertullien prétend que ce fut pour ne plus voir les femmes, ce qui est moins vraisemblable encore puisque le philosophe avait cent ans. On ne se figure pas Chevreul centenaire se crevant les yeux pour échapper aux tentations. Joubert repousse donc ces deux explications et prétend que Démocrite se creva les yeux pour engraisser afin de mieux rire, car l'embonpoint prédispose au rire et l'obscurité produit l'embonpoint ! J'avoue que je ne reconnais pas ici la pénétration ordinaire de notre médecin. Peut-être aussi accueille-t-il sans une critique suffisante les merveilleuses histoires de guérisons radicales opérées par le rire, par exemple celle d'un pauvre médecin de Montpellier abandonné de tous ses confrères : « Ce médecin était étranger, sans femme et sans enfants, servi de gens qui attendaient sa dépouille. Le voyant fort bas, chacun d'eux se saisit de quelque chose. Le singe, voyant ce remuement de ménage, prit pour sa part le chapeau rouge fourré que son maître portait aux actes solennels, duquel il s'affubla d'une telle grâce devant lui que le patient prit grand plaisir à contempler toutes ces singeries et fut contraint de si fort rire... qu'il en recouvra la santé. »

Mais on meurt aussi de rire : Philémone en voyant un âne manger ses figues et boire son vin, Zeuxis en regardant « la grimace d'une vieille que lui-même avait peinte » et, du temps même de Joubert, la « paumière » ou gardienne du jeu de paume d'Agen « ayant conté une chose fort inopinée, plaisante et ridicule », moururent de rire, non par métaphore, mais à la lettre. Il ne suffit pas de constater le fait, il faut l'expliquer : cet accident mortel n'a pas pour cause le rire proprement dit qui est toujours sain par lui-même, mais la grande dépense d'esprits animaux qui l'accompagne quelquefois. Cette fuite abondante des esprits n'est pas propre au rire, mais se produit dans toute émotion vive et dans tout énergique effort intellectuel. « J'ai souvent éprouvé cela, dit Joubert, quand je passais quelques nuits sans guère dormir, travaillant mon esprit à commentaires et compositions, rabattant de mes repos le plus que je pouvais. Il me semblait quelquefois qu'un petit souffle eût rompu le filet duquel je sentais mon âme comme attachée au corps. » Qu'il soit donc bien entendu que le rire n'est jamais nuisible, seulement ce petit fil qui lie l'âme au corps peut se rompre en deux cas, si le corps est rendu débile outre mesure par la vieillesse et la fatigue ou si « l'âmette » qui lui est jointe a si peu d'énergie qu'elle s'évapore à la moindre émotion : pour le premier cas on a l'exemple de Zeuxis, et pour le second celui de la paumière.

On voit que Joubert s'attache à défendre le rire de toute incrimination qui pourrait le discréditer : il n'en fait pas seulement la théorie, mais encore l'apologie. Par ce temps de pessimistes et de « surhommes », son livre est bon à relire et à méditer : c'est la plus pure veine française et gauloise pour les idées et pour la langue. Voltaire a dit que ceux qui s'occupent à chercher métaphysiquement les causes du rire ne sont pas fort gais. Cette boutade ne s'applique pas à Joubert, et l'on voit bien que Voltaire n'avait pas lu son livre. Puisse le lecteur n'avoir pas trouvé cette esquisse trop ennuyeuse et n'être pas tenté de lui appliquer cette

7

définition que donne Kant du rire lui-même : « la résolution d'une attente en rien ! »

L'attente, mot impropre, car on ne s'attendait pas, sans doute, à trouver à cette date et sous le nom de ce médecin oublié une théorie du rire si ingénieuse et si complexe. J'en ai pour garant la lettre que m'écrivait l'auteur très érudit d'un volume de 500 pages in-octavo sur le rire, M. L. Philbert. Je lui demande la permission d'en citer un passage en l'honneur de L. Joubert et malgré quelques épithètes trop flatteuses pour son historien que je n'ose supprimer : « Depuis vingt ans à peu près que je m'occupe du problème psychologique du Rire, il y en a bien dix que j'avais renoncé à rien trouver de nouveau dans les auteurs qui dissertent sur la matière. C'était donc plus par conscience qu'avec espoir que j'ai lu ce que vous avez publié dans la *Nouvelle Revue* le 15 mai. Mon étonnement a égalé mon plaisir en lisant votre substantiel et fort agréable article. Vous m'avez révélé l'existence d'un livre aussi intéressant pour le fond que pour la langue. » Que de petits chefs-d'œuvre oubliés dans notre littérature médicale qui est d'une invraisemblable richesse !

CHAPITRE IV

L'Art de connaître les Hommes

I

Cureau de la Chambre est une gloire bien dé-
chue, un astre mort. Estimé, protégé, admiré
comme médecin et comme écrivain par le chancelier Séguier, par Richelieu et Mazarin, enfin par
Louis XIV, à tel point qu'ils le consultaient, dit-on,
non seulement sur leur santé, mais sur le choix
de leurs serviteurs, collaborateurs, ministres, à
cause de sa réputation d'infaillibilité dans l'art de
connaître les hommes, il eut le malheur de mettre,
pour ainsi dire, sa gloire en viager. Non qu'il se
désintéressât de la postérité : il écrivit pour elle
une vingtaine de volumes qui ne sont point allés à
leur adresse. Et même si les *Caractères des Passions*, le moins oublié d'entre eux, n'avait pas eu

les honneurs d'une élégante édition elzévirienne qui le fait rechercher des bibliophiles, je dirais qu'ils seraient encore beaucoup moins lus, s'il n'y avait quelque naïveté à supposer que la passion du bibliophile va jusqu'à lui faire lire les quatre charmants petits volumes qu'il convoite et qu'il dispute à ses confrères.

« La Chambre, a dit un excellent juge, Bordeu, fut un des prédécesseurs de Locke sur l'histoire des fonctions de l'âme. » On ne comprendra toute la valeur de cet éloge que si l'on se rappelle en quelle estime singulière le XVIII° siècle a tenu le philosophe anglais. J'ajouterais volontiers, en me fondant sur la nature de ses travaux et sur l'élégance de leur forme littéraire, qu'il fut le Cabanis du XVII° siècle.

L'influence qu'il exerça, souvent négligée par les historiens, parce qu'elle est diffuse, fut réellement considérable. C'est ainsi que Descartes lui est redevable de mainte définition et analyse du *Traité des Passions* ; que Spinoza, dans la troisième partie de l'*Ethique*, laisse voir à coup sûr qu'il l'avait feuilleté : emprunter sans citer, ce n'était pas, en ce temps-là, un plagiat. Avant de contribuer plus que tout autre à le rejeter dans l'ombre, La Bruyère l'avait médité ; et Bossuet le suit souvent pas à pas dans la cinquième partie de son *Traité de la connaissance de Dieu et de soi-même*, où il critique les différentes théories de l'Instinct. Enfin La Fontaine, avocat d'office des animaux, se contente souvent de mettre en beaux vers les traits rapportés par le théoricien de la *Connaissance des animaux* et du *Raisonnement des bêtes*. La renommée de La Chambre dépassait même les frontières de la France : on traduisit en anglais son *Système de l'âme* qui contient en raccourci ses principales thèses psycho-physiologiques.

D'où vient donc je ne dis pas le discrédit, mais l'oubli profond qui pèse sur son œuvre ? La date même de sa grande vogue est une indication : c'est un médecin et un philosophe de transition ; en dépit de son beau style français il est encore trop scolastique par sa tournure d'esprit ; ses ouvrages paraissent entre 1634 et 1665, juste à temps pour être éclipsés, du vivant même de leur auteur, par le véritable rénovateur de la science et de la philosophie, René Descartes, auquel La Chambre pardonne malaisément ; puis il est trop érudit pour un savant, trop savant pour un érudit ; il ne brille pas, quoique écrivain châtié et élégant, par la concision qui caractérise le style nerveux et serré du *Discours de la Méthode* ; académicien de fondation, il a la phrase académique, légèrement affectée de précieux ; il est trop littérateur dans la science et trop scientifique dans la littérature.

Nourri aux sciences, rompu à la dialectique, il a pourtant une tendance qu'il avoue, dont il se fait même un mérite, à se contenter en science et en philosophie de vraisemblances et de probabilités.

Il y a même de l'impertinence et de la désinvolture de l'homme de cour dans cette déclaration : « Moi qui me suis écarté du chemin ordinaire, et qui ai mis en avant de nouveaux paradoxes et dont, au pis aller, les preuves peuvent passer pour des jeux d'esprit, aussi bien que celles dont on a formé l'éloge de Néron et de la fièvre quarte. » Décidément La Chambre méritait que la postérité lui infligeât une sévère leçon : que nous sommes loin de l'attitude héroïque d'un Descartes comparant à une « bataille gagnée » chaque étape vers la vérité et se jurant de ne donner son adhésion qu'aux certitudes qui se présenteraient « si clairement et si évidemment » à son esprit qu'il n'eût « aucune occasion de les mettre en doute » !

Un écrivain jadis célèbre qui eut Descartes pour correspondant et qui avait assez d'esprit pour s'apercevoir que le philosophe pouvait lutter d'esprit avec lui, Balzac, prodiguait à La Chambre la fumée de l'encens de ses contemporains : « Jamais homme n'a connu l'homme à l'égal de vous. Il n'y a coin ni cachette de l'esprit humain où vous n'ayez pénétré ; il ne se passe rien là-dedans de si vaste et de si secret, qui échappe à la subtilité de votre vue, et dont vous ne nous apportiez des nouvelles très fidèles et très assurées. » Quand Balzac aborde un thème et commence une période, il ne les quitte pas de sitôt : « Nos plus grands philosophes ne sont que les scholiastes et les grammairiens d'Aristote ; nos meilleurs livres modernes ne sont que les redites et les copies des livres anciens, ou pour le plus, que leurs gloses ou leurs paraphrases. Je ferais tort au vôtre, si j'en parlais de la sorte. Vous n'êtes rien moins que commentateur et que copiste, et de vous mettre au rang de ces esprits de second ordre, ce serait vous ôter de votre place. On peut donc dire, sans en dire trop, que vous êtes philosophe en chef ; que vos écrits sont originaux, que vous y avez découvert des régions inconnues, qu'il faut qu'elles portent votre nom. Le seul discours *de la Connaissance des animaux* est une nouveauté qui eût fait secte à Athènes, et vous eût donné rang parmi les fondateurs des ordres philosophiques. »

Balzac choisit avec discernement : ce traité est, en effet, un petit chef-d'œuvre en son genre. Mais que dira-t-il ou plutôt que ne dira-t-il pas de la forme, s'il admire ainsi le fond : « Le Beau s'y trouve inséparablement uni avec le Bon. De votre grâce, il est jour dans la philosophie après une nuit de plusieurs siècles ; et vos paroles sont si nettes et si pures, sont si puissantes et si efficaces que, bien loin d'obscurcir les choses aux clairvoyants, il me semble qu'elles pourraient illuminer les aveugles. En découvrant les objets, elles fortifient et réjouissent la vue ; elles plaisent aux sévères et aux tristes, et le plaisir en est tel que je ne doute point qu'une expression si fleurie et si attrayante, dans les matières les plus épineuses et les plus rudes ne discrédite bientôt les romans, ne dégoûte la France des comédies et de tous les autres appâts où se poussent les esprits voluptueux. » J'ai plaisir à citer tout ce passage : le louangeur et le louangé ont eu même sort et nous estimons aujourd'hui qu'il y a quelque chose de quintessencié, de ridicule, d'impatientant dans ces élégances plus que cicéroniennes qui furent tant à la mode vers la fin du règne de Louis XIII, époque de raffinés, de précieux, parfois bourgeois et pédantesques.

Mais il faut se souvenir, pour être juste, du mot de La Bruyère : Un philosophe se laisse habiller par son tailleur ; traduisez : une philosophie prend nécessairement le costume de son époque. Il ne faut pas oublier non plus que La Chambre se glorifiait, tandis que Descartes s'en excusait encore, de faire parler en français la science et la philosophie. Son apologie pour la « précellence » du langage français est remarquable. On pourrait donc dire que c'est une pièce importante du procès des langues mortes dont retentissent encore nos écoles et nos académies, car la crise de notre enseignement n'est pas terminée : « De s'en servir (des langues mortes) pour parler de la nature, qui est si présente, et dont la science est éternelle et immuable, c'est une erreur que combat la raison et l'exemple de l'antiquité que l'on veut imiter. C'est une lâcheté qui ne s'est trouvée que dans les derniers temps, comme un reste de la servitude dont les Romains ont autrefois chargé tous les peuples de la terre.

C'est déshonorer les sciences que de les mettre en sa garde, maintenant qu'elle est à son déclin, et que la barbarie a corrompu sa pureté. Il y avait bien plus de raisons de les remettre entre les mains des Grecs et des Arabes, qui les ont soigneusement cultivées. La dispensation des sciences a été commise à la langue qui ne les avait jamais connues, qui n'eut point de termes pour les faire parler... » En voyant le latin usurper l'empire des sciences et des lettres « je me suis souvent imaginé, dit-il, que ce devait être l'ombre et le fantôme de ces vieux tyrans qui sortait de leurs tombeaux pour triompher de la liberté de nos paroles et de nos pensées ». Forte conviction fondée sur une théorie du progrès qui était alors bien nouvelle et dont Pascal s'est assurément souvenu : « J'estime, dit La Chambre, qu'il n'y a point de lâcheté plus insupportable que de s'asservir aux opinions communes dans la recherche de la vérité. Elle ne se trouve pas dans les chemins battus, non plus que les diamants et les perles ; il la faut chercher dans les abîmes et dans les ténèbres où elle s'est cachée. Et si les grands hommes qui en ont découvert quelques parties n'eussent abandonné les sentiments de leurs maîtres, ils n'auraient pas eu les lumières qu'ils ont eues, et nous ne jouirions pas du bonheur que leur hardiesse nous a procuré. Mais comme ce qu'ils ont connu n'est que la moindre partie des secrets de la vérité, et que l'erreur a occupé la plupart des chemins qui nous y devraient mener, on ne saurait, à mon avis, être blâmé, si l'on cherche de nouvelles routes, si l'on prend d'autres guides, et si l'on laisse aussi hardiment Aristote et Galien, comme ils ont fait de ceux qui les ont précédés. Aussi, quoi que l'on en veuille dire, nous sommes dans la vieillesse du monde et de la philosophie ; ce que l'on appelle antiquité en a été l'enfance et la jeunesse. Et après qu'elle a vieilli par tant de siècles et tant d'expériences, il ne serait pas raisonnable de la faire parler comme elle a fait dans ses premières années, et de lui laisser les faiblesses qui se trouvent aux opinions qu'elle a eues en cet âge-là, et que l'on veut encore faire passer pour des oracles. »

Quelle plénitude de style et de sens ! Cette page extraite de la préface d'un ouvrage intitulé *Conjectures sur la digestion* est de 1636, antérieure d'un an au *Discours de la méthode*, de quinze ans au *Fragment d'un traité du Vide* ; cela vaut Pascal et personne ne s'en soucie !

II

Se connaître soi-même, selon la maxime socratique, c'est la « Sagesse ». L'originalité de La Chambre consiste à mettre en un excellent jour cette vérité que dans la vie sociale la sagesse ne suffit pas, qu'il y faut joindre la « Prudence » qui

consiste à « connaître les autres » pour s'accommo-
der de leurs vices, quand il le faut, tirer parti de
leurs vertus, quand c'est possible. Idée vraiment
féconde, plus nouvelle alors pour les philosophes
que pour les médecins. Les traités de médecine de
ce temps comprenaient l'étude de l'âme. Prenez les
in-folio de Pascal et de Riolan : une partie spéciale
de leur *Physiologie* est positivement consacrée à
l'étude des « facultés de l'âme ». Psychologie écos-
saise avant la lettre, ou plutôt tradition bien française que nous avons eu le tort d'oublier pendant
plusieurs siècles. Que voulez-vous ? Le *Dictionnaire
des sciences philosophiques* qui ne remonte pas
beaucoup plus haut que le milieu du XIXe siècle ne
faisait pas de place au mot *nerf*, au mot *cerveau*,
de sorte que s'il ne restait, à la suite d'un cata-
clysme que cet unique monument de nos travaux
philosophiques, un archéologue apprendrait à nos
arrières-neveux que dans la première moitié du
XIXe siècle florissait dans une contrée qui s'appelait
la France une race de purs esprits qui pensaient
sans cerveau ! Nous étions loin de La Chambre qui
complétait la psychologie physiologique des Fernel
et des Riolan par une sorte de psychologie sociale
et par l'étude minutieuse des actions intermen-
tales.

L'aspect de l'âme, qu'il envisage avec une pré-
dilection marquée, c'est, pour employer une expression de Buffon « l'âme extérieure » celle qui se
révèle par les signes physionomiques. Qu'on ne lui

objecte pas l'incertitude de la vérité de la science de la physionomie. Il a en elle la foi d'un Lavater avec infiniment plus de méthode : « Celci-là, dit-il, n'avait pas raison que se plaignait autrefois de ce que la Nature n'avait pas mis une fenêtre au-devant du cœur pour voir les pensées et les desseins des hommes... Car elle n'a pas seulement donné à l'homme la voix et la langue pour être les interprètes de ses pensées ; mais dans la défiance qu'elle a eue qu'il en pouvait abuser, elle a fait encore parler son front et ses yeux pour les démentir quand elles ne seraient pas fidèles. En un mot, elle a répandu toute son âme au dehors, et il n'est pas besoin de fenêtre pour voir ses mouvements, ses inclinations et ses habitudes, puisqu'elles paraissent sur le visage et qu'elles y sont écrites en caractères si visibles et si manifestes. » Ecoutez encore ces quelques lignes où il parle magnifiquement de son Art nouveau, et que nous ne pouvons lire, habitués que nous sommes à des méthodes plus sévères et à des exigences plus scientifiques, sans envier cet heureux homme et cet heureux siècle : « On ne doutera pas de ces hautes promesses quand on saura que c'est l'*Art de connaître les hommes* que nous entreprenons, qui doit apprendre à chacun à se connaître soi-même, en quoi consiste le plus haut point de la Sagesse, et à connaître les autres, qui est le chef-d'œuvre de la Prudence. »

Ce n'est pas qu'il s'arroge orgueilleusement l'honneur d'être le révélateur d'une science toute nouvelle. Il sait qu'il a eu des précurseurs et particulièrement que l'étude des « caractères » des passions a toujours attiré les plus excellents esprits : il s'attribue simplement l'avantage de les considérer en médecin et en psychologue et pour employer une comparaison bien connue, de tracer plus correctement un cercle avec un compas qu'un autre n'y réussirait avec la main toute seule : « Comme ce sont des actions communes à l'âme et au corps, et qu'il faut que la médecine et la philosophie morale se secourent l'une l'autre pour en parler bien exactement, il est arrivé que ceux qui l'ont voulu entreprendre ne les ont pu employer toutes deux et que ceux qui le pouvaient faire ont eu d'autres desseins qui les ont empêchés de nous découvrir la nature de ces choses, dont le bon ou le mauvais usage fait tout le bonheur ou le malheur de la vie. » Ce ne sont point là de vaines déclarations et il me semble qu'il est possible de comprendre aujourd'hui l'attitude psychologique de notre médecin mieux peut-être qu'il ne la comprenait lui-même.

En effet, les « autres desseins » qui détournaient les philosophes de la psychologie expérimentale sont aisés à deviner : le problème qui les attirait, les absorbait, c'était le problème de la nature ou de l'essence de l'âme, plus métaphysique que psychologique. Ils étaient encore asservis et enchaînés par l'esprit théologique et scolastique. De ce problème, et c'est une grande nouveauté dans son œuvre, La

Chambre se désintéresse totalement. Non qu'il avoue, comme Th. Jouffroy, qu'il est prématuré, et qu'il faut que bien des vies d'observateurs soient préalablement consacrées à rassembler les faits qui seront la matière de nos raisonnements et de nos théories sur l'âme. Bien au contraire, il ne doute pas que ce ne soit un problème résolu ; que sur ce point de doctrine l'autorité de l'Eglise prononce et suffit ; qu'il y a présomption, orgueil, sacrilège presque, soit à contredire, soit à rectifier, danger même à compléter ce qu'elle nous enseigne. En se désintéressant scientifiquement pour ce motif non scientifique du problème de la nature ou de l'essence de l'âme, La Chambre est amené à la conception d'une psychologie purement expérimentale, toute physiologique, disons le mot, d'une psychologie sans âme.

Il lui était difficile cependant de se tenir ferme dans cette position si paradoxale pour l'époque, mais il s'y efforce. Il a écrit un important ouvrage sur le *Système de l'âme* : ce titre peut donner le change, laissons-le s'en expliquer lui-même : « Je n'ai pu trouver de terme qui expliquât bien mon dessein que le mot de *système*. Car de lui donner pour titre *Discours de la nature de l'âme*, il eût été trop vague, puisqu'il y a beaucoup de choses qui regardent sa nature, que je suppose, et que je n'examine point. De lui donner aussi celui des *Actions de l'âme*, il eût été trop resserré, puisque mon *Discours* s'étend plus loin, et qu'il traite d'autres sujets que des actions. De sorte que, après avoir remarqué que les astronomes en faisant le *Système du monde*, qui n'est autre chose que l'ordre et la disposition qu'ils donnent à tous les corps dont le monde est composé, n'examinent point la nature de ces corps-là, et ne cherchent que leur situation, leur figure, leur grandeur et leurs mouvements ; j'ai cru que je pouvais emprunter d'eux ce terme-là, puisque j'avais les même visées pour le regard de l'âme. Car je n'examine point le fond de sa nature, je suppose que c'est une substance spirituelle, indivisible et immortelle, et ne veux point affaiblir par mes preuves une vérité que la religion a établie ; mais je cherche quelle est sa situation, sa figure, sa grandeur et ses mouvements. » Prudemment audacieux, La Chambre ne fut jamais inquiété et Condorcet s'étonne un peu à contre-sens de ce que ses livres n'aient pas été brûlés comme hérétiques.

Sa plus grande hardiesse est de faire l'âme *étendue*, d'appuyer même sur cette proposition en lui donnant d'abord la même extension que le corps, le même mouvement local, et en outre des « parties libres ». De sorte, dit Condorcet, qu'il y a des âmes grandes comme un peuplier, grosses comme un éléphant. Le corps avait donc sa photosphère d'âme et, comme disent nos spirites, une sorte de périsprit. Ces nouveautés étonnèrent mais ne firent pas scandale. Bossuet y fait souvent allusion dans son *Traité* et s'indigne de voir attribuer à l'âme l'extension et le mouvement local. Des trois mots par lesquels Bossuet caractérisait le système de Malebranche « beau, nouveau, faux », il est probable qu'il leur appliquait au moins les deux derniers. Mais ces nouveautés favorisaient singulièrement l'éclosion de la science nouvelle : l'action intermentale devenait presque intelligible ; d'âme à âme l'influence s'expliquait presque par un mode de contact ; les psychés se frôlaient, se heurtaient presque dans l'espace ambiant ; les linéaments et contours de chaque corps humain, de chaque partie du corps humain semblaient presque des silhouettes des âmes. Je dis « presque » afin de ne pas pousser La Chambre jusqu'à l'hérésie philosophique !

On entrevoit que le plan de son encyclopédie psycho-physiologique sera démesuré, gigantesque : au centre, le *Système de l'âme* ; à la circonférence, les *Caractères des passions* ; à chaque rayon, un traité spécial. Ces traités, La Chambre les annonce, les énumère à plusieurs reprises complaisamment. Dans le nombre, je relève la *Nature des animaux*, la *Beauté des hommes et des femmes*, les *Mœurs des peuples*, les *Tempéraments*, la *Connaissance des passions et des habitudes*. Après avoir écrit une douzaine des volumes annoncés, il s'aperçut, à soixante-dix ans, qu'il lui fallait renoncer à achever l'édifice : « *L'Art de connaître les hommes*, que je t'ai promis, lecteur, est un ouvrage que je n'ai pas mesuré avec mes forces, ni avec les années de ma vie ; celles-là sont trop faibles, et celles-ci trop courtes pour me donner moyen d'achever un si long et si pénible travail. Et c'est une chose certaine qu'il m'en arrivera comme à ceux qui entreprennent de trop grands édifices : ils n'en peuvent élever qu'une partie, et sont contraints de laisser à leurs successeurs le désir et le soin de faire le reste. » Les successeurs ont abandonné le plan primitif mais non sans avoir emprunté à l'immense construction des matériaux utilisables et même précieux : ce furent après les mystiques et les devins comme Lavater, les vrais savants comme Duchenne de Boulogne et Ch. Darwin, dont les visées sont moins ambitieuses, dont la méthode est plus sévère et qui, mieux outillés pour l'expérimentation et renseignés par l'observation moderne ont, comme dirait Descartes, écarté « le sable et la boue » pour construire définitivement sur l'argile et le roc ».

III

Le livre de La Chambre qui contient dans le meilleur raccourci ses thèses essentielles, c'est le *Système de l'âme*. Animiste décidé, il identifie l'âme et la vie, les facultés et les fonctions. C'est dans le corps tout entier qu'il répand en quelque sorte et disperse les puissances de l'âme, bien loin de lui assigner un for intérieur mystique ou de la loger à l'étroit dans la glande pinéale. Il situe les facultés dans le cerveau comme réservoir principal des images qui servent à penser, mais il les fait agir, par ces images mêmes, dans tous les replis de l'organisme et jusqu'aux extrémités périphériques : il y a dans les doigts mêmes de la main des sensations et des images. Le *substratum* de l'esprit, ce n'est pas le cerveau tout seul, c'est le cerveau joint à la moelle et aux nerfs. Dotant l'âme d'extension réelle et de mouvement local, il se donne ainsi un ingénieux moyen d'expliquer sa faculté motrice et locomotrice : il en rend compte par un effort musculaire qui est rétraction ou dilatation de l'étendue concrète et vivante de l'âme. Il ne se prive pas, bien entendu, d'un support d'esprits animaux analogue au support et à l'aliment de la flamme. Il démontre que les images mentales (dans sa langue, les *fantômes*), *se coulent* en prenant cette expression au propre et non au figuré dans toute la substance nerveuse, base physique de l'esprit, où elles s'emmagasinent, se conservent, invisibles et présentes comme à l'état de souvenirs inconscients, toutes prêtes à reprendre vie et éclat, réalité et efficacité, dès qu'une image similaire évocatrice se reproduira dans le cerveau. Et puisque, d'une part, l'homme ne pense pas sans images, puisque, d'autre part, le rappel et la reviviscence des images périphériques ne peuvent être instantanés, le voilà devançant la psychologie la plus moderne et démontrant que les actes psychi-

ques ont une durée assignable. Localisations cérébrales et corporelles ; perceptions inconscientes et
latentes ; durée des actes psychiques ; ne sont-ce
pas les problèmes que nous agitons à l'heure présente ? Pas plus que notre médecin nous n'en avons
encore la solution définitive, mais ce n'est pas un
médiocre mérite que de les avoir nettement posés
dès le XVIIe siècle.

Sa méthode pour étudier les caractères des passions est irréprochable et pourrait encore servir de
guide. Elle est calquée sur la méthode que suivent
les médecins dans l'étude des maladies. En premier lieu, il fait une description circonstanciée
de la passion qu'il a sous les yeux, description à la
fois physiologique et psychologique, car la passion
est chose du corps et chose de l'âme, un sentiment
intérieur des modifications de l'organisme sous
l'influence d'une idée ou d'une émotion. Il cherche
ensuite à découvrir ce qu'est la passion en tant
qu'idée émotive et c'est alors le psychologue et le
moraliste qui tient la plume. Vient ensuite une
troisième partie où le médecin, échangeant pour
ainsi dire la plume pour le scalpel, nous révèle
quels « mouvements » la passion cause dans l'organisme et particulièrement « dans les esprits et
dans les humeurs » dont il parle, selon la coutume
de l'époque, comme si le scalpel et le regard pouvaient les atteindre. Enfin, dans une quatrième
partie, il se pose la question de la cause matérielle
et formelle, efficiente et finale, il essaie de déter-

miner pour chaque passion « la cause de tous ses effets » sur l'âme et sur le corps.

Et que d'ingénieuses dissertations pour élucider les points obscurs ou controversés, par exemple la classification des passions et le fait primitif de l'ordre affectif ou passionnel ! Empruntant aux scolastiques une division de l'âme qui remonte à Platon et qui distingue deux parties sujettes à la passion, la partie « courageuse » et la partie « concupiscible », c'est-à-dire le cœur et les viscères, la poitrine et le bas-ventre ou, comme dit Platon, le lion et l'hydre qui, avec l'homme raisonnable, constituent le composé humain, il distingue d'abord deux ordres de passions simples : celles qu'il rapporte à l'appétit « concupiscible », qui sont l'*amour* ou la *haine*, le *désir* et l'*aversion*, le *plaisir* et la *douleur* ; celles qu'il rapporte à l'appétit « irascible », qui sont l'*espérance* et le *désespoir*, la *hardiesse* et la *crainte*, enfin la *colère*, qui n'a pas son opposé. Puis il énumère les passions « mixtes » ainsi nommées parce qu'elles sont formées du mélange de passions simples. Ce sont : la *honte*, l'*impudence*, la *pitié*, l'*indignation*, l'*envie*, l'*émulation*, la *jalousie*, le *repentir*, l'*étonnement*. Par malheur, il est encore emprisonné dans les liens d'une scolastique compliquée et stérile, et je renonce à énumérer les distinctions et subdivisions dont voici le principe : « Toutes ces passions, tant les simples que les mixtes, sont de trois ordres; car elles se forment ou dans la volonté, ou dans l'appétit sensitif, ou dans l'appétit naturel qui tous trois ont chacun leur partie concupiscible et irascible. »

Plus digne encore d'examen est sa théorie du fait primitif émotionnel ou passionnel. Ce problème a beaucoup tourmenté les philosophes : pour Descartes, c'était l'admiration ; pour Spinoza, c'était le désir. La Chambre prétend prouver par de bonnes raisons que c'est l'amour. C'est la doctrine que Bossuet a résumée dans cette formule : « Otez l'amour, il n'y a plus de passions ; et posez l'amour, vous les faites naître toutes. » La Chambre développe cette triple thèse qui a une réelle valeur philosophique : 1° c'est l'amour qui est le mouvement initial, fondamental de l'appétit et tous les autres mouvements en dérivent ; 2° bien que l'idée même de l'amour appelle et enveloppe l'idée de son corrélatif, la haine, cependant, dans l'ordre psychologique, on peut prouver que l'amour est antérieur à la haine, « premier que la haine », dit notre auteur ; 3° de même le plaisir est antérieur à la douleur, car s'il arrive, dans cet enchevêtrement inextricable de plaisirs et de douleurs qui forment la chaîne et la trame de la vie humaine, que la douleur précède le plaisir tout aussi souvent que le plaisir la douleur, toutefois c'est le bien « qui devance naturellement le mal, comme la forme devance la privation. Le plaisir doit être aussi devant la douleur, puisque celui-là vient de la présence du bien et celle-ci de la présence du mal ».

Raison d'école, argument scolastique qu'il faut bien se garder de regarder comme futiles et chimériques : tout le problème du pessimisme ou de l'optimisme est engagé dans cette question. Si le fait primitif est douleur et souffrance, comme Kant l'a répété après les platoniciens, c'est le pessimisme inévitable et le disciple de Kant, Schopenhauer, n'aura qu'à prendre ce point de départ pour son sorite désolant : La vie c'est l'action ; l'action c'est l'effort ; l'effort c'est la souffrance, donc toute vie est douleur. C'est la conclusion de la thèse de Guy Patin : « La vie humaine est toute maladie. » Si, au contraire, avec Aristote, on fait du plaisir le « complément de l'acte », non l'effort pénible pour chasser un besoin douloureux, il y a grandes chances pour qu'on aboutisse à une doctrine optimiste. Tout dépend du fait initial et du point de départ : ce que nous sentons d'abord, selon notre auteur, ce n'est pas un besoin mais un plaisir qui accompagne notre activité spontanée et la dirige en tel ou tel sens. Ainsi, avant la faim et la soif, qui sont des souffrances, il y a l'appétit qui est un plaisir ; avant la douleur des vaines recherches et d'une ignorance dont on ne peut triompher, il y a le désir naturel de connaître, excitation agréable qui met en jeu l'activité intellectuelle. Le fond de notre nature n'est pas simplement vouloir vivre ; il est vouloir jouir ; la vie est un bien et une joie, non un fardeau et une désespérance. Il ne faut donc pas s'étonner

de trouver dans les *Caractères des passions* un
hymne à la Beauté. Un hymne ? je me trompe : en
joignant ensemble les chapitres qui traitent du
Beau et du *Rire*, on en constituerait aisément un
curieux traité d'Esthétique, le premier en date dans
la philosophie et dans la littérature françaises.

Esthétique toutefois trop déductive et partant un
peu arbitraire. Par exemple, il y a plus de scolastique que d'observation personnelle dans sa théorie
de la perfection de l'homme et de la femme. Que
cette perfection consiste dans la « médiocrité »,
c'est-à-dire dans l'heureuse mesure des qualités distinctes et respesctives qui les doivent constituer, soit;
mais que ces qualités se résument ainsi : l'homme
est chaud et sec, la femme froide et humide, —
nous voici en pleine médecine du moyen âge. Ses
déductions fondées sur la doctrine des quatre éléments, le froid et le chaud, le sec et l'humide, seront interminables, trop ingénieuses pour n'être
pas suspectes. Parce qu'il est chaud, il faut de toute
nécessité que l'homme soit *fort* et qu'ensuite il soit
naturellement *hardi, glorieux, magananime, franc,
libéral, clément, juste, reconnaissant* ; et parce
qu'il est sec, il faut qu'il soit *ferme, constant, patient, modeste*, fidèle, judicieux ». Même série déductive des qualités de la femme : « Parce qu'elle
est froide, il faut qu'elle soit *faible*, et en suite
*timide, pusillanime, soupçonneuse, défiante, rusée,
dissimulée, flatteuse, aisée à offenser, vindicative,
cruelle en ses vengeances, injuste, avare, ingrate,*

superstitieuse ; et parce qu'elle est humide, il faut qu'elle soit *mobile, légère, infidèle, impatiente, facile à persuader, pitoyable, babillarde.* » Et il y a peut-être plus de fade galanterie que de sérieuse géographie esthétique à démontrer que la vraie patrie de la beauté idéale est justement située à 45 degrés d'élévation du pôle, non pas en Chine, la Chine est trop humide « à cause de quantité de lacs et de rivières qui y sont », non pas en Amérique « trop froide à cause des bois et des montagnes, comme la NouvelleFrance » et d'ailleurs « barbare et mal policée ». De sorte « qu'il ne faut pas chercher la véritable Beauté hors de l'Europe, et que l'on peut dire que la France en est l'unique séjour. »

IV

Une fois pourtant il a laissé complètement de côté son afféterie et ses grâces et il a écrit sur l'instinct des animaux un traité de soixante pages qui est un petit chef-d'œuvre de bon sens, d'ingénieuse observation et de saine raison. Il fut, si j'ose dire, le La Bruyère des animaux. Cet ouvrage le range même parmi les fondateurs de la *Psychologie comparée.* Entre le paradoxe de Montaigne qui met avec une verve si amusante l'intelligence des bêtes au-dessus de celle des hommes et le paradoxe, plus insoutenable encore, par lequel Descartes heurte si rudement le sentiment commun de tous les hommes en faisant des animaux de simples automates, des montres ou des tourne-broches, selon leur place dans la hiérarchie, La Chambre soutient une thèse non pas intermédiaire et mitoyenne, plutôt très hardie et vraiment originale qui consiste à attribuer aux bêtes une connaissance analogue à celle de l'homme, une âme et même une raison de même nature que la nôtre. Toutefois, comme si l'auteur avait eu honte de l'heureuse brièveté de son traité de *la connaissance des bêtes*, il s'est empressé d'écrire un gros volume dédié au chancelier Séguier et intitulé *Traité de la connaissance des animaux où tout ce qui a esté dit Pour et Contre le Raisonnement des Bêtes est examiné*, qui est loin de mériter le même éloge, bien qu'on y trouve des faits curieux et une polémique intéressante.

Résumons d'abord ce qu'il appelle son *Paradoxe* : Premièrement, les bêtes possèdent comme nous le raisonnement, partant la raison : « les bêtes raisonnent et leur raisonnement ne se forme que de notions et de propositions particulières, en quoy il est différent de celuy des hommes qui ont la faculté de raisonner universellement ». Deuxièmement, puisque les conjectures que l'on a de la Raison des bêtes demeurent dans toute leur force et qu'on n'objecte rien qui les détruise ou qui les affaiblisse, qui osera dire que c'est la Raison qui relève l'Hom-

me par dessus les Animaux, sans rendre douteux
un droit qui ne lui peut estre contesté, et sans mettre en compromis une souveraineté à laquelle toute
la Nature s'est soumise ? Non, non ! il faut qu'il y
ait quelque fondement plus solide qui soutienne sa
dignité. » On voit que La Chambre va plus loin que
Leibniz ; il n'attribue pas seulement des *consécu-
tions d'images* aux animaux, mais des *propositions
particulières*, c'est-à-dire des *jugements* et même
cette faculté par laquelle nous jugeons et nous rai-
sonnons et que nos psychologues les plus prévenus
en faveur des bêtes leur refusent encore aujour-
d'hui, la *Raison*.

Il va jusqu'à intéresser notre « piété » à parta-
ger avec les bêtes ce don inestimable, et cela en
dépit des traditions et des autorités, car l'homme
seul a longtemps été considéré comme l'unique animal raisonnable. Sa manière de voir est fort ingénieuse ; on dirait qu'il pressent parfois Lamark et
Darwin : « Il tire l'homme du danger où il est à
tous moments de commettre non seulement une injustice contre les animaux et contre soi-même,
mais encore quelque sorte d'impiété contre Dieu.
Car dans le doute où l'on est que les Bêtes aient de
la Raison, s'il se trouve qu'elles en aient en effet,
comme cela n'est pas peut-être impossible, l'Homme ne sera-t-il pas injuste de leur vouloir ravir un
bien qui leur appartient aussi bien qu'à lui ? Ne se
fera-t-il pas tort à luy-mesme de vouloir fonder son
excellence et sa supériorité sur une chose qu'il a

commune avec elles ? et n'en offensera-t-il pas sen-
siblement l'auteur en tâchant de supprimer une si
glorieuse marque de sa puissance et de sa sagesse ? » On croit entendre Leibniz vantant son
système qui bannit de partout la *torpeur* et l'*inertie*, met dans tous les êtres des âmes analogues aux
nôtres : il soutient en s'appuyant sur l'autorité de
Bayle, dont il ne saisit pas la nuance d'ironie,
qu'aucun système ne relève autant que la monadologie et l'harmonie préétablie la sagesse et la
toute-puissance de Dieu.

Toute la doctrine de notre auteur sur les animaux consistera donc à démontrer qu'il y a une
connaissance *sensible*, un raisonnement de l'*imagination* inférieurs sans doute à la connaissance de
l'entendement pur et au raisonnement abstrait
fondé sur des propositions universelles, mais de
même nature, et sauf le degré, absolument identique. Il y a plus : La Chambre ne craint pas d'attribuer aux animaux la connaissance du temps,
une sorte de *délibération* sur le but à poursuivre et
les moyens à employer et par conséquent la notion
distincte des moyens et des *fins*.

On se rappelle une des grandes raisons de Descartes pour refuser aux bêtes la sensibilité : qui dit
sensibilité dit principe spirituel, simple et partant
immortel, et voilà l'immortalité concédée « aux
mouches et aux fourmis ». Cette objection n'embarrasse pas un instant notre médecin : ce qui est
vraiment spirituel et immortel dans l'homme ce

n'est nullement la sensibilité, l'imagination, facultés inférieures, périssables ; ni même la raison, faculté qui ne saurait s'exercer sans le secours des sens, leurs perceptions et les images qui en résultent, mais bien ce qu'il y a *d'universel* et par suite d'éternel dans cette raison. Nous ne sommes immortels, dira plus tard Spinoza, qu'en tant que nous pensons les choses « sous forme d'éternité ». L'homme, selon La Chambre et selon Spinoza ne différerait donc de l'animal qu'en ce qu'il est un fragment d'éternité, une idée perdurable, immortelle et même éternelle.

Quant à cette connaissance imaginative et particulière qui est celle de l'animal, La Chambre l'explique exactement de la même manière que Descartes et Leibniz expliqueront la raison humaine, par l'innéité. Seulement, dit-il, non sans profondeur, les images de l'homme ressemblent à ces peintures à la « détrempe qui ne tiennent qu'à la superficie, qui se gâtent incontinant à l'air, et qu'il faut retoucher de temps en temps, si on les veut conserver », tandis que les images innées de l'animal doivent se comparer « à ces peintures qui se font à fresque où les couleurs s'imbibent dans les murailles, et où les figures pénètrent dans la substance des sujets où elle sont tracées. » De là vient la prétendue infaillibilité et la prétendue perfection immédiate de l'instinct des bêtes : leurs images innées et *connaturelles*, fondement de leurs instincts et de leurs raisonnements sont plus stables, moins ondoyantes et diverses, que les images qui se forment et se remplacent incessamment dans notre cerveau comme les clichés dans les casiers d'un photographe. On voit aussi que La Chambre n'est nullement de l'avis de Bossuet et de Pascal qui soutiennent que l'instinct des bêtes est stationnaire, imperfectible et qu'on les dresse exactement comme *on plie le bois peu à peu*, dit Bossuet, comme *on adoucit le fer dans le feu et sous le marteau et l'on corrige son aigreur naturelle*, tandis que l'esprit de l'homme, dit Pascal, est *fait pour l'infinité*. Sans doute, Pascal a raison de dire que les animaux ne peuvent dépasser les bornes que la nature leur a prescrites, mais cela ne leur est-il pas commun avec l'homme ? Ce lieu commun qui traîne dans tous nos cours de philosophie, *l'instinct est imperfectible*. La Chambre en a depuis longtemps montré la pauvreté : l'animal, au contraire, s'instruit, se perfectionne, et par l'exemple, et par sa spontanéité naturelle. « Certainement si l'on considère que la plupart des bêtes ajoutent par l'instruction ou par la coutume beaucoup de nouvelles connaissances à celles que la Nature leur a données, comme on peut juger par les chiens et par les oiseaux que l'on dresse pour la chasse ; par les lièvres et par les cerfs, qui deviennent plus rusés par l'âge et après avoir été souvent courus ; par les rossignols qui chantent beaucoup mieux et qui ont plus de diversité en leur ramage quand ils ont été instruits par les autres ; et même par tout ce que les enfants et les hommes font par nature, où l'on peut apporter quelque règle et quelque changement; si, dis-je, on prend garde à toutes ces choses, on sera contraint d'avouer que du moins en ces occasions le Discours se mêle avec l'Instinct, puisque l'instruction et la coutume s'y rencontrent, lesquelles supposent toujours la Raison. »

Mais alors, on comprend l'inquiétude de Bossuet : où est le sceau de Dieu, la marque propre de l'homme, son chef-d'œuvre ? C'est une preuve bien significative du grand crédit de La Chambre auprès des plus éminents esprits que Bossuet, dans les chapitres qu'il consacre à l'instinct des animaux fasse de perpétuelles allusions aux deux ouvrages de notre médecin : « *On* a beau exalter l'adresse de l'hirondelle... Tout se fait, *dit-on*, à propos dans les animaux... *On* nous arrête pourtant ici... » Cet *on* si obsédant, c'est La Chambre, il n'y a pas le moindre doute. La Chambre, c'est-à-dire la plus haute autorité en ces matières. Un trait original de sa théorie, c'est qu'elle tranche absolument, par la méthode et les résultats, et avec celles des scolastiques et avec celles de l'école cartésienne : pour la première fois la nature animale est analysée sans parti pris et sans préventions : l'observation désintéressée prend enfin le pas sur les traditions d'école et l'esprit de système. La Chambre ose même se railler de son adversaire Chanet « quelque Héros des Écoles ou quelque nouvel Hercule qui avait charge de dompter les paradoxes et de venger les opinions vulgaires », en termes qui marquent bien l'émancipation de la pensée. Rien n'est plus divertissant, a dit Bayle, que de voir avec quelle autorité les scolastiques s'ingèrent de donner des bornes à la connaissance des bêtes.

Au surplus, ce n'est pas là que se trouve le véritable intérêt de la question ; que l'on accorde plus ou moins d'intelligence aux bêtes, ni les bêtes ni l'homme ne s'en porteront mieux ou plus mal et la philosophie n'y gagnera guère. Ce qui importe à la science, c'est la manière de concevoir la nature propre de l'instinct, qu'on l'assimile à la raison ou qu'on l'en sépare totalement. Or, sur ce point, la solution de notre auteur est des plus originales et mérite encore que la science et la philosophie en tiennent compte. Pour lui, le cerveau, le corps entier de l'animal et de l'homme sont des réceptacles, des magasins d'images dont les unes sont naturelles, nées avec l'être qui les possède, les autres acquises par l'exercice des sens, l'expérience et la coutume. Toute la différence qu'il y a sous ce point de vue entre l'homme et l'animal, entre l'instinct et l'intelligence est une question de proportions : plus d'images innées chez l'animal, plus d'images acquises chez l'homme. Encore ne faut-il apprécier le nombre des images qu'au point de vue relatif : en d'autres termes, parmi les images que l'animal possède emmagasinées dans son organisme (soit par le fait de sa nature propre et de sa constitution originelle, soit par le fait de l'hérédité, de l'exercice des sens, de l'éducation), la majeure partie est innée, tandis que parmi l'énorme quantité d'images emmagasinées dans le cerveau et dans l'organisme de l'homme adulte blanc et civilisé, la majeure partie est acquise. Maintenant, il faut remarquer que ces images innées ou acquises se réveillent, réapparaissent à la conscience, stimulent l'activité, déterminent les actes aussitôt que l'être organisé se trouve en présence des objets extérieurs dont elles sont les images.

Entre la nature et l'organisme, il y a comme un système d'*homœoméries* intellectuelles, et, surtout en ce qui concerne l'animal, une véritable harmonie préétablie. En présence de la nature, l'animal n'a qu'à se souvenir de lui-même ; l'instinct est une mémoire innée. « Ainsi quand la saison a disposé l'hirondelle à faire ses petits, toutes les images naturelles qui sont destinées pour cet effet se présentent à son imagination... La source de l'instinct est dans ces images qui ont été empreintes dans l'âme des bêtes au point de leur naissance... L'Instinct n'est donc pas incompatible avec la Raison, au contraire, il ne fait rien sans elle, et partant ceux qui reconnaissent l'Instinct dans les bêtes sont aussi contraints d'y reconnaître la Raison. » Citons encore un passage où la pensée de notre auteur se trouve exprimée avec la dernière netteté : « Que pourrait servir au poussin de voir le milan, s'il n'était instruit d'ailleurs que c'est un oiseau né pour sa perte et un ennemi qui attente à sa vie ? Et que servirait à l'abeille quand elle sort la première fois de la ruche, de voir et de goûter les fleurs, si elle ne jugeait qu'elle y doit trouver la matière de quoi faire le miel et la cire, et si elle ne savait déjà tout l'art qu'elle doit employer en un si merveilleux ouvrage ? De sorte qu'en ces rencontres les sens ne servent à ces animaux que pour réveiller de plus anciennes et de plus nobles traces que la Nature leur a données, et sans lesquelles les présentes leur seraient toujours inutiles et souvent dommageables. » Ce qui donne à cette explication une portée toute nouvelle et vraiment philosophique, c'est qu'elle sert aussi à La Chambre pour résoudre le redoutable problème de l'union de l'âme et du corps : les images innées ou acquises sont (comme il est expliqué dans le *Système de l'âme*) localisées dans les organes et dans toute la masse nerveuse. Voulons-nous exécuter un mouvement, lever un doigt ou remuer le bras ? Aussitôt que nous avons formé dans notre esprit l'image de ce mouvement, surgissent des profondeurs de l'organisme les images qui doivent le réaliser. Tel l'organiste n'a qu'à frapper les touches, guidé par la note qu'il a sous les yeux, ou le son qu'il imagine : le mécanisme intérieur de l'instrument est préparé tout exprès pour donner cette note et réaliser ce son. L'image du mouvement de mon doigt ou de mon bras se trouve actuellement déposée et localisée dans ce doigt : je n'ai qu'à susciter dans mon cerveau l'image génératrice pour qu'aussitôt l'image cérébrale réveille l'image organique, sensorielle, et que celle-ci se réalise en mouvement. Telle la vertu de l'aimant se communique de proche en proche à toute une chaîne de morceaux de fer. Mon corps est une colonie d'animaux rudimentaires dont je suis le dieu et à qui je donne, selon ma fantaisie, les images qu'il me plaît de leur donner, les idées innées dont je veux qu'ils soient doués. La vie et la pensée sont des créations continuées, car de quel autre nom désigner ce don des images aux organismes rudimentaires ? C'est le *fiat* par lequel je les élève à la dignité d'esprits momentanés. Par ces images, ils participent de ma nature spirituelle : entre eux et moi il y a un médiateur, l'image spontanément produite en mon cerveau, indirectement réveillée dans leurs profondeurs et se réalisant à son tour par le mouvement qui est le véritable lien entre la nature vivante et la nature que l'on considère, à tort peut-être, comme inanimée. L'action de l'âme sur le corps n'est plus ni grossièrement mécanique, ni purement idéale ; elle est l'action d'un esprit permanent sur un esprit momentané, d'un homme sur l'animal qu'il a dressé, disons plus, qu'il aurait créé à son usage et à son image, comme le dieu de Malebranche crée le monde, *pour sa gloire.*

V

Laissez, direz-vous, cette métaphysique quintessenciée et dévoilez-nous les secrets du *grand art* promis par la Chambre : l'art de connaître les hommes mériterait assurément l'éloge que fait Leibniz de « l'art de se souvenir à propos de ce qu'on sait » qui serait, dit-il, « le plus beau des arts, s'il était inventé ». La Chambre répondrait : l'art que je vous ai annoncé, vous l'avez déjà en votre possession, car il ne consiste nullement dans de petites recettes, de menues remarques, dans l'étalage suspect d'une pénétration et d'une divination soi-disant infaillibles. Il est avant tout la connaissance profonde de la nature humaine générale : scrutez les émotions et les passions ; comparez les vertus et les vices ; décrivez les mouvements de l'âme ; approfondissez la nature des habitudes et des instincts, puis moquez-vous des secrets des anciens et des arcanes des modernes, surtout des rêveries de la chiromancie et de la métoposcopie.

Rapprocher les physionomies humaines des figures des animaux, comme J.-B. Porta, et dire : comparez ; reconnaissez vous-même que Platon ressemble étonnamment à un chien de chasse ! Rassembler une multitude de portraits d'hommes célèbres, traduire la gravure en langage d'analyse ou plutôt d'apocalypse et déclarer d'un ton de prophète : voici la Bible de la physionomie humaine ! c'est la méthode disons mieux, c'est l'absence de méthode de Lavater. La Chambre n'imitera point Porta, n'anticipera point sur Lavater. Qui possèdera la pleine connaissance de soi-même, par conséquent de l'homme, tout entier en chacun de nous, aura d'abord atteint cette *Sagesse* dont parle Socrate : la transformer en *Prudence*, c'est-à-dire en connaissance d'autrui, ce sera l'affaire d'un long exercice sans doute, mais d'un petit nombre seulement de règles nécessaires et suffisantes.

Rien toutefois ne remplacera la disposition innée, le « génie » particulier, car « cette prudence vient en partie de la naissance, en partie de l'étude et de l'exercice ». Rien ne peut suppléer ces deux qualités maîtresses, la « force de l'imagination » et la « bonté du jugement ». Connaître autrui, c'est se transformer en autrui par la puissance de l'imagination. Les signes à interpréter sont innombrables, imperceptibles, enchevêtrés les uns dans les autres : s'il faut, pour dessiner, ce que Léonard de Vinci appelle « le bon jugement de l'œil », il faut, pour deviner l'intérieur d'autrui sous les apparences extérieures, le bon jugement et de l'œil et de l'esprit. Cela ne s'acquiert qu'à la longue et par des efforts méthodiques et répétés, comme le diagnostic sûr d'un médecin expérimenté. Mais d'un art nécessaire, il ne faut pas dire légèrement qu'il est impossible : le médecin, l'homme du monde et surtout l'homme d'Etat ont absolument besoin d'être physionomistes.

L'art proprement dit comprend des règles générales et des procédés spéciaux. On en peut résumer ainsi les préceptes généraux : — Distinguez d'abord les signes qui viennent de causes externes, passagères, des signes permanents qui ont leur cause intime et profonde dans l'individualité même. — N'oubliez jamais qu'un signe unique ne peut justifier une appréciation des inclinations et des habitudes : il n'est qu'un symptôme négligeable, si d'autres signes ne le corroborent ou ne le fortifient, en vertu des « sympathies » du corps humain qui font que « tout est conspirant », comme dit Hippocrate, que rien n'est isolé dans notre organisme. — Il y a parfois des signes « contraires », non pourtant « contradictoires ». Ne vous attachez donc pas d'emblée à un signe, même quand il est fort, car il n'est vraiment significatif qu'à condition que sa force ne soit pas neutralisée par d'autres signes qu'il faut aussi connaître et comparer. — Attachez-vous sur toutes choses à connaître le « tempérament » de celui dont vous avez intérêt à deviner les dispositions : le tempérament est « l'instrument présent et inséparable de l'âme ; il fortifie ou affaiblit les autres signes selon qu'il leur est conforme ou opposé ».— Même règle de méthode en ce qui concerne la force et la faiblesse de l'esprit : c'est une cause profonde et dominante qu'il ne faut à aucun moment perdre de vue, car toutes les passions et toutes les habitudes sont soumises à cet ascendant. Par exemple, « tel croit qu'on lui fait injure que l'on n'offense point, et tel est saisi d'appréhension qui n'a point sujet de crainte », faiblesse d'esprit que le corps traduit par sympathie. Et réciproquement la force d'esprit et de caractère peut éliminer, couper à la racine les signes mêmes des émotions et des passions les plus violemment ressenties intérieurement. — Il est presque superflu d'ajouter qu'il faut toujours compléter les interprétations physiognomiques par un rapprochement, par un parallèle avec les paroles et les actions : on ne jugera pas légèrement, comme le physionomiste ancien Zopyre que Socrate était porté « aux femmes et au vin », sans tenir compte de ce fait essentiel qu'il avait, par sa force morale, dominé et neutralisé des inclinations primitives de sa nature. Sa vie et ses mœurs parlent et plaident pour lui. — Enfin ne perdez jamais de vue la précaution fondamentale qui vous permettra de faire non simplement usage, mais bon usage de toutes ces règles : il est « fort aisé de faire beaucoup de jugements téméraires si l'on n'y prend bien garde » ; le bon physionomiste doit donc avoir en partage « la modération d'esprit, afin de ne se précipiter point dans ses jugements, et surtout de ne faire les mauvais que dans le secret de son cœur, sans que la langue et les oreilles d'autrui en soient les témoins » ; autrement son art heurterait trop rudement la morale sociale et tournerait à son détriment même en le rendant insociable et misanthrope.

Les procédés spéciaux d'investigation physiognomique ont cela de paradoxal qu'ils ont été tour à tour érigés isolément en méthode générale. De là tant d'aberrations qui font que l'histoire de cet art est le dénombrement de ses aberrations : toute vérité incomplète engendre l'erreur. Enumérons ces procédés, mais gardons-nous de croire qu'il n'y ait pas danger et péril à les employer isolément.

1° Il est très vrai, mais d'une vérité incomplète, que « ceux qui ont naturellement le même air et le même caractère qui accompagnent le mouvement d'une passion sont enclins à la même passion ». Voilà pourquoi La Chambre s'est attaché à nous dépeindre « chaque passion en particulier » puis « l'air et la figure qu'elle donne à chaque partie du corps ». C'est le programme même de ses travaux sur les *Caractères des passions*.

2° C'est aussi un fait d'expérience constante que « ceux qui ont quelque partie semblable à celles des animaux ont les mêmes inclinations que ces animaux-là ». Règle qui, mal comprise, a donné lieu à toutes sortes d'impertinentes et d'extravagantes comparaisons. D'abord, il n'y a point d'hommes qui « ressemblent en tout à quelque animal que ce soit », c'est bien évident. Ensuite, chaque animal est constitué par un ensemble de caractères si bien enchevêtrés les uns dans les autres qu'il faut une analyse préliminaire très poussée pour discerner de quel caractère dérive proprement son instinct. « Ainsi la figure du tigre est d'avoir la gueule fort grande, les oreilles courtes et la peau variée ; mais cela ne peut marquer une inclination particulière, parce qu'étant fort, cruel et indocile, on ne saurait déterminer à laquelle de ces qualités cette figure peut convenir. » Que faut-il donc faire pour ne pas s'égarer ? Toute une étude de psychologie animale. Il faut se demander à propos de la force par exemple, en quoi « communient » tous les animaux qui en sont particulièrement doués : on dégagera ainsi le signe distinctif, non équivoque, de la force et on pourra légitimement la transférer des animaux à l'homme.

3° L'influence des races, des climats et des milieux nous fournira la troisième règle. La Chambre se souvient peut-être de J. Bodin et prépare certainement Montesquieu. Il y a une géographie physiologique et partant psychologique et physiognomique. « Les mœurs des peuples dépendent en partie de ces causes, en partie de l'origine qu'ils ont eue dont ils se ressentent encore, et de la bonne ou mauvaise fortune qui les a accompagnés et qui leur fait changer leur première discipline et leur ancienne façon de faire. Ce traité doit être long et malaisé à exécuter. » Les indications à en tirer ne sont pas moins longues et malaisées ; les lois et les institutions modifient les mœurs des peuples plus encore que le climat et l'habitat ne modifient l'extérieur et les instincts des animaux. Il faudra donc un grand effort d'analyse fondé sur des connaissances extrêmement vastes pour dégager, dans chaque race et chaque peuple, le caractère dominateur, le trait physiognomique distinctif. Ce n'est pas un médiocre mérite de pressentir, de préparer, comme l'a fait La Chambre, une science qui n'en est encore aujourd'hui qu'à ses éléments, la psychologie des peuples, l'éthologie des races, science dont la portée est infinie et s'étend bien plus loin que ses applications physiognomiques.

4° Il était moins difficile sans doute de déduire les règles qui dérivent de la différence et de la ressemblance des sexes. C'est un fait constant que « les hommes qui ont quelques traits de la beauté des femmes ont les mêmes inclinations qu'elles » et réciproquement. De là deux traités, l'un consacré à la beauté virile, l'autre à la beauté féminine, deux traités qui ne seront point brefs « n'y ayant pas moins de vingt-cinq parties en chaque sexe qui les rendent différents d'un de l'autre ».

5° Les quatre tempéraments fondamentaux et leurs composés ou leurs mixtes seront l'objet de recherches plus spécialement médicales et de variations encore plus ingénieuses sur le thème initial. Remarquez, en effet, qu'au calcul de La Chambre, il n'y a pas moins de « cinquante-deux sortes de tempéraments qu'il faut connaître pour juger des inclinations ». Et ce n'est pas tout « l'âge, la fortune, le genre de vie » introduisent encore des variétés et des complications qu'il faudra décrire et qui varient à l'infini.

6° Enfin il faudra faire en quelque sorte la déduction, la dialectique de la physionomie en appliquant à toutes ces données la « règle syllogistique ». L'originalité de cette règle consiste en ce qu'elle ne demande point de signes propres « mais d'une inclination et d'une passion connue par ces marques, elle tire la connaissance d'une autre qui n'en a point ». Par exemple, si vous savez qu'un homme est timide, vous en concluerez « qu'il a une inclination naturelle à l'avarice, ensuite qu'il est mesquin, qu'il est artificieux et dissimulé, que la crainte le fait parler avec douceur et soumission, qu'elle le rend soupçonneux, défiant, incrédule, mauvais ami ». Un homme est-il « colère et petit » vous en déduirez qu'il est envieux ou fâcheux : le fâcheux, c'est l'homme « à qui rien ne plaît ». Armé de cet instrument dialectique ou syllogistique, vous pénétrerez dans les plis et replis les plus cachés de la nature humaine : rien ne vous échappera et vous verrez l'invisible.

Tel me paraît être le sec résumé d'un art qu'il est vraiment impossible de résumer. Si le XVIIᵉ siècle connut la psycho-physiologie, c'est La Chambre qui en fut l'initiateur et le premier pionnier. Le *Traité des passions* de Descartes n'est lui-même, avec la souveraine précision de la pensée et du style en plus, que l'achèvement d'une œuvre com-

mencée par notre médecin. Après avoir essayé de
remettre en honneur son œuvre oubliée ou méconnue, je conclus, en modifiant un vers souvent cité :
Un déluge de mots, peut-être ; c'est son défaut et
c'était pour ses contemporains un beau défaut ;
mais *un désert d'idées*, non pas, bien au contraire,
une extrême abondance d'idées tantôt fortes, tantôt ingénieuses, souvent même trop ingénieuses,
dont un grand nombre méritent de survivre ou de
revivre ; au total un médecin philosophe digne
d'une estime singulière et quand on l'examine et
surtout quand on le compare.

CHAPITRE V

Guy Patin et ses amis, Spon et Falconet

Il n'est pas un Lyonnais qui n'ait remarqué, avec
un orgueil tempéré de dépit, qu'entre l'Université
de Paris et celle de Lyon il y a chaque année un
commerce amical d'échanges et d'emprunts. Paris
se fait un devoir presque annuel de consacrer, en
l'adoptant généreusement, la renommée d'illustres
collègues que ne peuvent retenir parmi nous ni les
vieilles amitiés, ni le rare bonheur d'être prophètes
en leur pays. Cette estime un peu conquérante
est-elle ancienne et antérieure au grand éclat que
jette sur notre ville une Université florissante et désormais pourvue de tous les organes qui font les
grands foyers de lumière et les centres nationaux
et universels d'études et de progrès ? J'ai pensé
que les lettres de Guy Patin adressées à des savants
lyonnais, il y a deux siècles et demi, nous fourni-
raient sur ce point de précieux renseignements.
Le célèbre doyen de la Faculté de Paris, à qui ses
contemporains trouvaient la science de Galien,

l'éloquence de Cicéron, l'esprit de Rabelais, tenait en singulière estime nos savants et nos lettrés, particulièrement les médecins Spon et Falconet. « Quand je pense à vous, et par conséquent à Lyon, écrit-il en 1649, j'aurais bien envie d'y aller, de vous y embrasser et vous y entretenir. Je sais bien que l'aspect d'un si beau pays peut contenter, en quelque façon, la curiosité d'un homme : une si grande ville, deux belles rivières, la rapidité du Rhône, tant d'honnêtes gens qui sont dans votre ville, tant de beaux livres qui s'y peuvent trouver, de si bons et francs amis que j'y verrais, et entre autres MM. Gras, Falconet et Garnier ; mais tout cela n'est rien au prix de la joie que j'aurais de m'entretenir en particulier avec vous dans votre cabinet. Et peut-être que Dieu me fera un jour cette grâce dont j'ai bien envie. » Et il demande des conseils à « son meilleur et plus intime ami », suppliant Spon de ne le « point flatter », de lui « faire son procès », de « l'instruire et le remettre dans le bon chemin ».

Puisqu'on trouve toujours à Lyon le Rhône et la Saône, d'honnêtes gens amis des lettres et des sciences, de beaux livres luxueusemnt imprimés par les successeurs des Gryphe et des de Tournes, des amitiés sûres et dévouées, des savants de premier ordre que ne dédaigneraient pas de consulter leurs émules de Paris et de toute l'Europe, le tableau tracé par Guy Patin n'a pas vieilli ; et puisque la plume très alerte et très hardie du médecin

« le plus gaillard de son temps » comme l'appelait
Ménage, a prodigué pour ses amis de Lyon les bons
mots, — parfois, quand il parle latin pour se mettre à l'aise, les gros mots, — il y a plaisir et profit
à entrer dans l'intimité de « nos anciens » et à
leur demander leur avis sur une foule de questions
qu'on croit nouvelles et qui ne sont que renouvelées.

I

Lyon organisait alors son *Collège des médecins*,
aïeul de sa Faculté de médecine. Ce fut Guy Patin, avocat bénévole de Lyon et protecteur attitré
des Lyonnais, qui en fit enregistrer les statuts,
grâce à l'amitié du président de Lamoignon, au
Parlement de Paris. Ses amis de Lyon l'avaient
surtout prié de défendre avec énergie deux clauses
essentielles qui leur tenaient fort à cœur. La première portait que nul ne serait admis à pratiquer
la médecine à Lyon, de quelque université qu'il
fût docteur, s'il ne s'était fait agréger, à la suite
d'un rigoureux examen, au Collège des médecins ;
la seconde, que tout nouvel agrégé payerait à la
communauté une somme de cent écus. Les lettres
à Spon et à Falconet nous font assister, jour par
jour, aux progrès des négociations.

Il ne faut pas, disait Guy Patin à Lamoignon, qu'on admette à faire la médecine « dans les bonnes villes » tant de jeunes gens qui viennent des Universités « plus légers qu'ils n'y étaient allés, vu qu'ils y ont laissé leur argent et n'y ont rien acquis le plus souvent de solide ». Les petites Universités, par une déplorable concurrence, ont avili les grades : elles n'ont d'autre souci que de « hâter les jeunes gens » au lieu de les examiner sérieusement, de peur « de perdre leur marchandise ». Elles ne renvoient personne et s'arrachent la clientèle ; « c'est pourquoi ceux de Rouen s'en vont plaider contre ceux d'Angers, d'autant qu'ils font meilleur marché de leurs grades académiques, avec un léger examen, peu de temps et sans thèses s'ils ne veulent ». Si cet abus persiste, il y aura bientôt plus de médecins en France « que de pommes en Normandie et de *frati* en Italie et en Espagne ! » Il suffira pour obtenir de bonnes « bulles apostoliques » d'être « cousin ou voisin de quelque chirurgien ou apothicaire ». Et Guy Patin, sérieusement alarmé, s'écrie : « Le parchemin que les jeunes docteurs rapportent des Universités est une marque certaine de l'argent qu'ils y ont laissé ; mais la science requise à leur art, où est-ce qu'elle se trouve à vendre ? » Lamoignon, très frappé de cet abus d'hier — écueil peut-être de demain — dut convenir que « sans cet examen rigoureux, Lyon, qui est une bonne et riche ville et la première après Paris, s'emplirait incontinent de charlatans qui viendraient s'y habituer des pays d'*adieusias*, Guyenne, Languedoc, Provence », fertiles, selon notre médecin, en beaux parleurs et en charlatans.

L'article des cent écus fut plus difficile à enlever. Il fallait pourtant assurer la prospérité matérielle du Collège, subvenir aux frais communs, se défendre en justice « contre les apothicaires et les chirurgiens qui brouillent les cartes et entreprennent merveilleusement contre les médecins qui sont gens de paix et d'étude nullement chicaneurs, et même contre les charlatans qui gâtent tout ». Lamoignon avait des scrupules et déclarait que la Cour se scandalisait fort sur cet argent. Un bon mot commença de le désarmer : « Je lui répliquai que tout le monde prenait de l'argent, le roi, le pape, les présidents et conseillers ; sur quoi il se mit à rire et tout de suite me dit : *Eh bien ! nous verrons ; on y cherchera quelque modération de la somme.* Je lui répliquai : *En vous remerciant, Monsieur, mais la somme de cent écus est si petite qu'il n'y a guère à rabattre.* Un an plus tard, Guy Patin remerciait avec effusion le premier président qui lui prit la main et lui dit : *Vous voyez le crédit que vous avez à la grand'chambre, nous n'y avons rien rabattu.*

Déjà les Lyonnais, qu'ils habitassent, selon l'antithèse banale et fausse, la colline mystique de Fourvière où le coteau laborieux de la Croix-Rousse, étaient gens de grand sens et d'esprit éminemment pratique. L'Université de Lyon ne devra sa prospérité qu'à deux conditions aussi nécessaires l'une que l'autre ; la solidité des études attestée par la sévérité des examens, la sécurité du lendemain assurée par d'importantes ressources pécuniaires. Nos anciens, — tradition heureusement conservée, — avaient un goût décidé pour les banquets où se scelle la fraternité. Guy Patin, sans doute, n'oublia pas de boire à l'avenir du Collège des médecins de Lyon et même l'excellent vin de notre région : le premier président « m'invita fort à boire à sa santé, et j'y bus deux fois du vin de Condrieu, le meilleur que je bus jamais ; on m'a dit que c'est un présent que lui ont fait MM. les comtes de Lyon ». Ce succès fut une grande joie pour nos médecins, très fiers de leur Collège et qui se souvenaient avec orgueil qu'Antonius Musa, pour avoir guéri Auguste d'une grave maladie, avait reçu du prince et du sénat pour lui et ses successeurs le droit de porter l'anneau d'or. Aussi la formule par laquelle on agrégeait un docteur était-elle ainsi conçue : « Reçois l'anneau d'or, signe de la noblesse concédée aux médecins par Auguste et le Sénat romain. » Les professeurs de la Faculté de médecine de Lyon sont donc nobles, et leur noblesse deux fois consacrée, en 1668 par décision du conseil du roi, en 1698 par l'*édit des armes et blasons de France*, remonte bien plus haut que les croisades : je m'incline volontiers devant cette noblesse toute scientifique, démocratique et égalitaire.

II

La bienveillance de Guy Patin ne s'exerçait pas uniquement en faveur d'un corps savant : il suffisait qu'on fût lyonnais pour y avoir droit. Qu'un compatriote de Spon et Falconet arrive à Paris, muni d'une lettre de recommandation d'un des nombreux amis de notre médecin, il est sûr de trouver dans sa maison gracieux accueil et large hospitalité. Malade, il sera soigné et surtout saigné. Epargnez le sang français, disait Descartes à ses médecins suédois. Vous pensez bien que Guy Patin, qui n'aimait pas Descartes, n'épargnait guère le sang lyonnais. Qu'un de ses correspondants soit malade, Guy Patin s'informe curieusement de son mal et d'abord lui envoie l'inévitable ordonnance : Faites-vous saigner ! C'est, disaient ses ennemis, le docteur des trois S : son, séné, saignée. Il faut saigner « puissamment et copieusement » à tout âge « pour la continuité et pour l'intermission ». Sa pratique est constante et toujours heureuse : « nous guérissons nos malades après quatre-vingts ans par la saignée et saignons aussi les enfants de deux ou trois mois ». S'il fait saigner jusqu'à quatre fois sa belle-mère qui a quatre-vingts ans, ne souriez pas, car lui-même, en bonne santé, se fait saigner « cinq ou six fois l'an » et sept fois supplé-

mentaires pour un rhume, car il fait saigner sa
propre femme huit fois des veines du bras, puis autant des veines du pied et, l'ayant ainsi guérie
d'une fluxion de poitrine — mais non, dit-il, de
son penchant à la colère — il s'écrie tout joyeux :
« Vive la bonne méthode de Galien et le beau vers
de Joachim du Bellay : *O bonne, ô saincte et divine
saignée !* » Quant aux purgations, Fleurant et Pur-
gon, renonceraient eux-mêmes à les compter et
c'est, dit-il, la doctrine d'Hippocrate et de Galien
« qu'on peut purger tous les jours, *quotidie licet
purgare* ». Je note un malade qu'il a guéri moyennant dix-huit saignées et vingt purgations : il doit
un coq à Esculape, dit notre médecin en souvenir
de Socrate. Il devait même deux coqs, pour avoir
échappé à la maladie et au traitement ! Par faveur
spéciale pour nos Lyonnais, il les envoyait se re-
faire à sa belle maison de Cormeille où il y a « plus
de deux cents arbres, si bien que jusques à la
Toussaint il y a toujours du fruit » et c'est plaisir
de l'entendre en vanter l'air et l'eau salubres, les
cerisiers et les poiriers, les belles vignes et le mou-
lin à vent situé sur une éminence d'où l'on aperçoit « le grand clocher de la ville de Beauvais ».
Cette chère demeure avait été pillée pendant la
Fronde, grand sujet de colère contre le « Pantalon
botté », le « comédien à rouge bonnet », « l'Italien
astucieux », Mazarin.

Trois ou quatre fois pourtant Guy Patin eut à se
plaindre de ses chers Lyonnais, mais il avait pour

eux des trésors d'indulgence. Il apprend un jour
qu'on imprime à Lyon un libelle contre lui. Or,
comme il arrive, notre satirique n'aimait pas la
satire des autres : il met donc en jeu le crédit de
ses amis et remue ciel et terre pour arrêter l'impression. Un autre jour le syndic des libraires de
Lyon « par pique qu'il a contre les libraires de
Genève , fait saisir un paquet de livres qu'on envoie d'Allemagne à Guy Patin. Le voici de nouveau
fort en colère et il dicte à Falconet la requête qu'il
faudra présenter à M. le lieutenant général : il ne
se sert nullement de livres huguenots ; ce paquet
ne contient que « des livres de médecine, de philosophie et d'humanité » ; c'est pour « l'embellis-
sement et la perfection » d'une bibliothèque qui
est le trésor des remèdes de l'âme, ἰατρεῖον τῆς ψυχῆς,
medela animæ. Que si ce grec et ce latin ne touchent pas le cœur de pierre du lieutenant général et
s'il faut plaider contre le syndic, il ne plaindra
pas son argent, il est tout prêt, et ne manquera « ni
de bonnes raisons, ni d'amis ». Et le voilà qui dé-
plore l'iniquité du siècle et invoque Dieu lui-même
« pour qu'il nous fasse la grâce d'obtenir ce
paquet » C'est qu'on a irrité sa fibre la plus sensible, la manie dont il « s'amendera », dit-il, « l'an
prochain » : il est bibliophile, bibliomane, toujours
à l'affût des livres rares : il fait de tous ses amis les
rabatteurs de son gibier. Aux banquets de la Faculté, quand on a bien bu et bien ri, si un vieux
docteur lui passe sous le manteau un in-octavo

défendu, le voilà au septième ciel. Sa bibliothèque est magnifique et lui a coûté quarante mille écus : par exemple, un déménagement est une calamité ; la réfection d'un mur mitoyen, un désastre, et ses doléances remplissent plusieurs lettres. Mais quelle volupté de « faire la débauche » avec Cicéron ou Sénèque ou même de se « réduire à son devoir » avec Galien ou Fernel ! Et quel ordre savant dans cette bibliothèque complétée par une galerie de tableaux où l'on admire dans un piquant éclectisme le « bon Dieu » en place d'honneur sur le manteau de la cheminée entre le maître et la maîtresse de maison, et aussi, en belle lumière, celui qu'il appelle « l'auteur français qui valait bien à lui tout seul trois douzaines de moines », maître Rabelais. Il n'a garde d'oublier ses bons amis longuement pleurés, Naudé et Gassendi et entre les deux il veut absolument placer au double titre de l'amitié et du talent, le portrait de Spon qui se fait attendre et qu'il réclame avec une tendre obstination. Et comme il est heureux de faire un jour les honneurs de sa bibliothèque et de sa galerie à « Mademoiselle Spon, la meilleure femme de Lyon et la fidèle compagne du meilleur ami que j'aie au monde ». Le récit de cet événement par cet homme qui n'est rien moins que naïf, est d'une adorable naïveté : « Mon Dieu, que c'est une digne femme ! Ah ! que vous êtes heureux d'en avoir une aussi parfaite et de si belle humeur ! La mienne a bien plusieurs qualités fort bonnes ; mais elle est quelquefois chagrine et cruelle aux servantes... Vous avez été plus chanceux que beaucoup d'autres, c'est que Dieu s'est mêlé de vos affaires. » Comme les petits cadeaux entretiennent l'amitié, il faut dire qu'il recevait quelquefois par le même courrier des « fromages de roche » envoyés par Madame Falconet, des « prunes de brignoles » présent de Madame Spon et de lyriques pièces de vers latins à la mémoire de Naudé, consciencieusement fabriquées par Spon lui-même.

Voici toutefois deux lyonnais assez mal accueillis, mais c'est qu'il y a confusion et quiproquo. Un jeune homme, nommé Sarrazin, voisin de Spon, lui en parle avec une froideur qui le scandalise, car, pour lui, il a l'esprit et le cœur « tout de feu » pour l'ami auquel il pense chaque jour « plus de trois fois avec douceur et ample satisfaction ». Il trouve le jeune Sarrazin « merveilleusement froid et modéré » et se demande si c'est « simplicité, superbe ou bêtise ». Ce n'était pas même la froideur et la réserve que l'on prête communément aux Lyonnais ; Guy Patin eut le lendemain le mot de l'énigme : on l'avait pris pour un prêtre ! « Je vous prie de saluer de ma part M. Sarrazin et de lui dire que je suis bien fâché qu'il m'ait pris pour un prêtre, vu que je ne le suis pas, et que je ne le serai jamais, et même que je n'ai pas voulu l'être, quelque effort qu'en ait fait ma mère, et que j'ai souvent loué Dieu de ne m'avoir fait ni femme, ni prêtre, ni Turc, ni Juif. » — Un autre Lyonnais,

nommé Grisi, lui apporte un jour les amitiés de
M. l'archevêque et de son conseil ». Il y joint ma-
lencontreusement les civilités d'un apothicaire
lyonnais. Hélas ! il ignorait qu'avec Mazarin et les
Jésuites, les apothicaires sont les « chers ennemis » que Guy Patin crible le plus volontiers de ses
épigrammes à l'emporte-pièce : « Il m'a aussi
parlé de M. Moze, l'apothicaire qui me prise fort,
à ce qu'il dit ; sur quoi je lui ai répondu que je m'en
étonnais, vu que je n'avais jamais rien fait pour
me faire estimer de MM. les pharmaciens, que je
n'avais jamais ordonné de *bézoard*, d'*eaux cor-
diales*, de *thériaque*, ni de *mithridate*, de *confection
d'hyacinthe*, ni d'*alkermès*, de *poudre de vipère*,
ni de *vin émétique*, de *perles précieuses* et autres
telles bagatelles arabesqus ; que j'aimais les petits
remèdes qui n'étaient ni rares, ni chers, et que je
faisais la médecine le plus simplement qu'il m'était
possible. » J'imagine que le pauvre Grisi fut aba-
sourdi de cette tirade et crut recevoir sur la tête
tous les bocaux d'une pharmacie, se heurtant et se
brisant en mille morceaux.

Unissez maintenant dans le même homme ou
dans le même corps la double qualité de jésuite et
de pharmacien, le monstre sera complet ; ce sera
le diable en personne. Aussi la rumeur publique
ayant appris à Guy Patin que les jésuites de Lyon
débitaient certains remèdes de leur invention le
voilà aux aguets, dressant l'oreille, faisant une
enquête et bonne provision « de plumes bien tail-

lées » bien qu'il n'aime, dit-il, « ni à mentir, ni à médire ». Pas médisant, soit ; c'est qu'il est la médisance même ! Voulez-vous un exemple d'une belle litanie d'injures choisies et pittoresques : *maîtres passefins, vermine des loyolites, glorieux coquins, sourcilleux carabins et argoulois du père Ignace, janissaires du pape, la plus méchante peste de gens qui soient au monde !* J'en passe et des meilleures. Et pourtant il y avait des jésuites qu'il estimait fort, tel le père Ménestrier dont il attend avec impatience l'*Eloge historique de la ville de Lyon* : « Ce livre, dit-il, durera à jamais pour l'honneur de votre ville qui est en France ce qu'est Anvers aux Pays-Bas, ce qu'est l'œil dans la tête, sauf à Paris et Rouen de défendre leurs droits, ayant chacune ses raisons et ses prérogatives. » Mais il déteste leurs « petites finesses spirituelles ». Il est convaincu qu'ils font de la religion « métier et marchandise » et qu'ils quitteront toujours volontiers « la lettre dominicale pour s'arrêter au nombre d'or ». Ses préventions s'étendent à « tous les moines, moineaux et moinillons » qu'il voudrait « tous dans l'eau jusqu'au cou ». Et le brave Lamoignon a le tort de tolérer, d'encourager même sa verve déjà trop excitée : « Il dit en souriant qu'il ne faut pas dire du mal des jésuites et des moines ; mais pourtant il est ravi quand il m'échappe quelque bon mot contre eux ». Il a même trouvé prématurément un excellent moyen de coloniser Madagascar et il le livre à la postérité pour ce qu'il vaut : « On cherche ici des gueux et des misérables, tant hommes que femmes, pour les envoyer à Madagascar et autres îles voisines, afin de travailler et peupler le pays ; cela déchargera un peu la France ; mais il me semble qu'il serait bon d'y envoyer aussi des moines, car nous en avons beaucoup trop et ici et ailleurs ; ils n'aiment point à travailler, au moins serviraient-ils à peupler, et ils ne servent ici à rien du tout. » Que ceux qui se sentiront égratignés par les plaisanteries plus de deux fois séculaires de ce bon français un peu trop gaulois veuillent bien remarquer que la bravoure en personne, le prince de Condé, est accusé d'avoir un jour tremblé non devant une épée, mais devant une lancette : le sang ne coula pas, tant le prince, contusionné dans un combat, était « étonné » !

Le désir d'obliger les Lyonnais mettait quelquefois notre Alceste dans un cruel embarras et l'obligeait à jouer en maugréant le rôle de Philinte. Un jour Falconet lui recommande un certain Lombard, chirurgien de Lyon, qui veut être docteur de Paris. Guy Patin prend la peine de l'interroger lui-même et tout aussitôt, fort en colère, il écrit à Spon : « Votre Lombard ne sait rien du tout ! » Qui ne sait rien ne doute de rien : notre homme revient quelques jours après escorté de trois moines augustins « lui proposer le dessein qu'il a de gagner par argent ceux qui doivent l'interroger ». Ce n'est plus de la colère, c'est de l'indignation, de la fureur : « Je leur fis voir à tous trois que cela ne se pouvait faire et lui lavai bien la tête. Il y a des gens qui croient que l'argent fait tout, je sais bien le contraire ; on m'a voulu autrefois gagner ainsi, mais on n'a pu en venir à bout… J'aime mieux justice que toutes choses ; qu'elle se fasse ou que le monde périsse. » Que pensez-vous qu'il advint du chirurgien Lombard qui ne savait rien du tout ? Des examinateurs moins scrupuleux lui délivrèrent, pour son argent, un beau parchemin « bien bullé » de docteur de Paris ! Mais voici qui complète la petite comédie : à Spon, Guy Patin déclare que « le parti de la justice et du bien public devrait être préféré à tout avantage ou intérêt particulier » ; mais à Falconet il laisse délicatement entendre qu'il n'est pas étranger au succès de son protégé pour lequel « toute la ville de Lyon était en émotion, tant pour que contre sa réception ». Voilà une petite finesse qui n'a rien de spirituel ni d'héroïque !

III

Pour faire un docte médecin et non simplement un docteur, Guy Patin avait une tout autre méthode. Il se chargea de l'éducation médicale du fils de son ami Falconnet auquel il répondit quand il lui parla du prix d'une pension : Je ne sais ce que c'est, je ne vous demande rien. « La nature ne fait ordinairement qu'une brute, c'est l'éducation qui fait l'homme » : il serait donc bien curieux d'étudier dans ses lettres la manière de faire un homme et un médecin. Soyons persuadés qu'on peut y réussir aussi bien à Lyon qu'à Paris : « Pour Monsieur votre fils, je vous avertis qu'il est mieux à Lyon qu'à Paris où la jeunesse est merveilleusement débauchée. Vous voulez en faire un médecin ? Il peut faire sa philosophie à Lyon et après vous l'enverrez ici pour la médecine un ou deux ans. Quand il aura étudié ici pendant quelque temps il faudra le faire passer docteur en peu de temps, et après le retirer près de vous, où il vous suivra chez les malades et où il apprendra plus en trois mois qu'en quatre ans à Montpellier, où j'apprends aussi que les jeunes gens sont fort débauchés. » Il faudra surtout qu'il lise Hippocrate, Galien, Fernel, Duret et qu'il sache le grec à fond : « L'érudition et le bon sens sont tout. » Tel passage d'Hippocrate mal interprété a tué, dit-il, cinquante mille hommes.

Il y aurait plaisir à suivre le jeune Noël et son maître dans leurs excursions à travers Paris où l'on va voir rouer un voleur pour que l'écolier connaisse « la cérémonie de ce mystère de défaire un homme pour ses crimes », bonne occasion d'une leçon de morale pratique ; ou à Saint-Denis aux tombeaux des rois de France, excellent prétexte d'une leçon d'histoire ; ou à Corneille, lieu de plaisance où l'on oublie pendant quelques jours l'austérité des sévères études. Il y aurait surtout profit à nous asseoir avec le jeune étudiant sur les bancs de cette salle du Collège de France où le maître enchante ses cent vingt auditeurs, — qu'il ne quitte jamais à la fin de l'année sans une émotion qui lui arrache des larmes, — de son éloquence vibrante et cicéronienne, de sa vaste et sûre érudition et aussi, car le professeur ne peut dépouiller l'homme, de ses terribles boutades et de ses saillies sarcastiques. Voici son portrait en pied, tracé par un contemporain : « Il avait la taille belle, l'air hardi, le visage plein, l'œil vif, le nez aquilin et les cheveux courts et frisés. Il eût été plus propre au barreau qu'à la médecine car il était naturellement éloquent. » Les étudiants l'adoraient. Il triomphait surtout dans les grandes solennités, par exemple aux thèses de Vespérie moins solennelles qu'on ne croit, du moins par les sujets traités. Voici le titre d'une thèse présidée par Guy Patin : *de la soupe à l'oignon aux gens ivres ! An vino madidis decoctum ceparum.* Il fallait surtout l'entendre foudroyer de ses invectives les charlatans et les empiriques « affronteurs et imposteurs publics » comme Guénaut, donneur d'antimoine, qui dit cyniquement « qu'un grain de fortune vaut mieux que deux onces de vertu » et qui a prononcé « plus de quatre mille fois » cette belle sentence qu'on ne peut attraper « l'écu blanc des malades si on ne les trompe ». Il veut chasser les vendeurs du temple de la médecine et guérir les médecins de la « cruelle philargyrie » ou amour excessif de l'argent, les

médecins de cour surtout, « enjoleurs de belles dames », et qui pour complaire à leur noble clientèle
n'exigent même pas qu'on meure « méthodiquement et selon les règles ». Et les chimistes et les
inventeurs de panacées, comme ils sont cinglés
d'un fouet vengeur : leur émétique n'a plus pour
partisans que les mauvais médecins « qui en donnent à leurs femmes quand ils en veulent épouser
de plus jeunes » ; leur quinquina est pire qu'un
poison, c'est la « poudre des jésuites » ; le thé
lui-même, bien inoffensif, est fort malmené comme
« impertinente nouveauté du siècle ».

Qu'eût pensé notre irascible professeur s'il eût
pu prévoir, je ne dis pas que le thé et le quinquina
feraient une belle fortune dans le monde et en médecine, mais que notre siècle élèverait une statue à
Renaudot, le gazetier, mais que les femmes seraient de nos jours admises aux honneurs « du bonnet » ? Il ne hait pas les femmes ; on est même ravi
de trouver à cette date et sous sa plume une cha-
leureuse apologie de Jeanne d'Arc « l'excellente
héroïne », et étonné de son indulgence ironique
pour la royale aventurière Christine de Suède qu'il
a vue entrer à Paris « en casaque rouge, en perru-
que, son chapeau sur l'oreille », qui a « l'esprit
fort perçant et fort présent », qui n'est « ni bête ni
bigote, ni femme ni fille », qui « entend bien le
latin » et ne justifie pas trop mal le nom qu'on lui
donne de « dixième Muse et nouvelle Sybille du
Septentrion ». Mais un jour qu'une femme se per-

met de modifier une de ses ordonnances il s'emporte et nous livre sa pensée de derrière la tête : « C'est un sot animal qu'une femme qui se mêle de notre métier ; cela n'appartient qu'à ceux qui ont un haut-de-chausses et la tête bien faite. Ce n'est pas affaire à une femme de pratiquer la méthode de Galien : il faut avoir l'esprit plus fort ; qu'elles filent leur quenouille. » Et il cite l'Ecriture et rapporte complaisamment un détestable jeu de mots de Villeroi, secrétaire d'Etat, « qui avait une mauvaise femme (il n'était pas le seul et la race n'en est pas morte) et disait qu'en latin une femme était *mulier*, c'est-à-dire mule hier, mule demain, mule toujours ! » Chrysale, médecin, n'eût pas mieux dit. Mais Guy Patin pratique, quand il le faut, la justice distributive aux dépens des porteurs de hauts-de-chausses : « Hier, à deux heures, dans le bois de Vincennes, quatre des médecins du Mazarin, savoir Guénant, Valot, Brayer, Béda des Fougerais, alterquaient et ne s'accordaient pas de l'espèce de maladie dont le malade se mourait : Brayer dit que la rate est gâtée, Guénaut dit que c'est le foie, Valot dit que c'est le poumon et qu'il y a de l'eau dans la poitrine, des Fougerais dit que c'est un abcès du mésentère... Ne voilà-t-il pas d'habiles gens ! » Son avis à lui, très bien formulé, n'est pas sans nous donner quelque inquiétude : « Pendant que les médecins s'entre-contredisent, les malades meurent. »

IV

Le doyen n'avait pas de succès moins brillants que le professeur et raconte fièrement les deux procès qu'il a gagnés, assez piteusement celui qu'il a perdu. Son décanat se passa à plaider. Les médecins étaient alors en guerre contre les chirurgiens alliés des apothicaires. La lutte fut épique. Les chirurgiens n'affichaient-ils pas la prétention de porter la robe et le bonnet ? Nouvelle litanie d'injures : laquais bottés, estafiers de saint Côme, chiens grondants, superbe racaille. « Ne voilà-t-il pas, dit le représentant des préventions et des prétentions de la Faculté, une demande bien ridicule et une conclusion bien extravagante ? Avez-vous jamais vu doctrine sans littérature (c'est-à-dire sans grec ni latin) ?... Si on leur permettait des robes et des bonnets pour leur prétendue doctrine en chirurgie, il faudrait en accorder autant aux apothicaires pour leur doctrine en pharmacie et ceux-ci n'auraient-ils pas bonne grâce quand il faudrait donner des lavements ou faire l'onguent rosat et diapalme, d'être ainsi équipés ? Enfin saint Luc a été plus fort que saint Côme ! » Oh ! qu'il était temps que Molière se jetât dans cette mêlée héroï-comique ! En attendant la Faculté avait obtenu un arrêt draconien contre Renaudot qui n'était docteur que de Montpellier et prétendait exercer à

Paris la médecine et la charité ; et Richelieu avait dû céder devant cette Faculté qui prêtait aux rois et bravait son pouvoir plus grand que celui d'un roi : « Tous les hommes particuliers meurent, mais les compagnies ne meurent point. Le plus puissant homme qui ait été depuis cent ans en Europe sans avoir la tête couronnée a été le cardinal de Richelieu ; il a fait trembler toute la terre ; il a fait peur à Rome ; il a rudement traité et secoué le roi d'Espagne, et néanmoins il n'a pu faire recevoir dans notre compagnie les deux fils du gazetier qui étaient licenciés et ne seront de longtemps docteurs. » Guy Patin n'est plus plaisant ; sa colère vindicative nous indigne ; nos mœurs universitaires ont heureusement changé.

Guy Patin n'a que trop souvent la raillerie cruelle et le triomphe fort peu modeste. Le jour où il gagna son procès contre Renaudot qui avait le double tort d'être gazetier « à la semaine » et d'avoir le nez camus, il l'aborda dans la salle d'audience après la sentence rendue : « Monsieur Renaudot, vous pouvez vous consoler, car vous avez gagné en perdant. — Comment donc ? — C'est que vous étiez camus en entrant ici et que vous en sortez avec un pied de nez ! » On est presque heureux de voir un peu humiliés ce doyen arrogant et cette Faculté superbe qui se croient « au-dessus des vents et des tempêtes ». Le doyen à son tour eut besoin de « s'envelopper de son manteau de patience » le jour où il perdit son procès contre l'antimoine.

« Pour mon procès, c'est une infamie du siècle. »
Cela va sans dire. Et comment l'a-t-il perdu, après
tant de sollicitations et un si beau plaidoyer ? C'est
bien simple : « quatre juges ne vinrent point ce
jour-là au palais ; l'un fut malade, l'autre alla aux
champs, l'autre faisait donner la question à un criminel, l'autre y vint trop tard... Dieu nous garde
de procès, de chicanes et d'affaires d'autrui. »
Mais les battus payent l'amende et Guy Patin la
trouve ruineuse pour la Faculté. Il va donc consulter son rapporteur qui « gravement et magistrale-
ment » lui répond : *Monsieur mon ami, personne
ne plaide à bon marché, nemo gratis litigat.* Il se
retourne vers son président « qui se dit fort son
ami » et qui, par manière de consolation, lui déclare *qu'il a péché dans les formes.* A railleur, railleur et demi. « Si bien, dit notre plaideur, que pour
les formes j'ai perdu mon procès. Ces messieurs
sont de vrais moqueurs ! » Du moins est-il beau
joueur et rit-il tout le premier de sa déconvenue. Il
n'en est pas toujours ainsi ; il poursuit Mazarin de
ses invectives par delà le tombeau. Son oraison
funèbre est courte mais expressive : « Il est passé ;
il a plié bagage ; il est en plomb, l'éminent personnage ! » Il le dissèque avec un comique macabre ;
il n'oublie pas qu'il a été sur le point de prendre le
mousquet pendant la Fronde : « Je suis, disait-il
alors bon serviteur du roi, mais si on m'attaque
dans ma maison, je ferai comme les autres, je me
défendrai tant que je pourrai. » Tout Italien lui

est suspect : « Les Français ne seront jamais aimés des Italiens ; ils sont plus fins que nous, mais nous sommes plus honnêtes gens qu'eux... Les Italiens viennent ici gueux et maigres pour s'enrichir. »

V

Il ne faut pas croire cependant que sa correspondance nous le montre constamment dans cette attitude de colère vindicative, mais il est très véritable qu'il ressemble un peu à son ami Camus, l'évêque de Belley, qui, dit-il « fait tout autrement mieux quand il est en colère ». Sa vie de tous les jours était en réalité assez calme et pacifique. Dans sa maison de la place du Chevalier-du-Guet où il a pour voisins le président Miron et le conseiller Charpentier, il aime à passer ses soirées avec ses deux amis : « On nous appelle les trois docteurs du quartier. Notre conversation est toujours gaie. Si nous parlons de la Religion et de l'Etat, ce n'est qu'historiquement, sans songer à réformation ou à sédition. Nous nous disons les choses à peu près comme elles sont. Notre principal entretien regarde les Lettres, ce qui s'y passe de nouveau, de considérable et d'utile. L'esprit ainsi délassé, je retourne à ma maison où, après quelque entretien avec mes livres ou quelque consultation passée, je vais chercher le sommeil. » Voilà le lion au repos, mais s'il rentre ses griffes, il ne faudrait pas trop s'y fier. C'est précisément à cette heure qu'il écrit ses lettres lyonnaises. Si notre dette envers lui est grande par les services qu'il nous a rendus, nous l'avons en quelque sorte acquittée. Pendant son décanat il fit frapper des jetons à son effigie qui sont devenus fort rares, mais les vrais jetons de lui qui courent encore, dit Sainte-Beuve, ce sont ses bons mots. Il est arrivé à la gloire par la partie de son œuvre qu'il estimait le moins, ses lettres familières. Toute sa vie il caressa le projet de venir à Lyon mais si son rêve ne se réalisa pas, n'en ayons nul regret, car nous y aurions perdu quelques lettres ; sa clientèle, ses leçons, la guerre l'obligèrent à se contenter d'un Lyon en peinture : « J'ai vu ici un livre in-quarto imprimé à Lyon, fait par un nommé Chappuseau, qui est une description de votre belle ville. J'y ai même vu votre nom qui m'a réjoui. » Nullement affligé de cette « maladie des Allemands » qu'il appelle « pérégrinomanie », il brûlait pourtant du désir d'embrasser ses amis de Lyon et peut-être sentait-il vaguement que ses lettres lui avaient fait dans notre ville la plus légitime renommée de savant médecin et d'homme d'esprit. « N'avez-vous pas de honte, dit-il à Spon, de garder ces misérables paperasses ? » Traduisez : Je serais bien fâché que vous les eussiez brûlées. Un jour, deux jésuites lyonnais, le père Bertet et le père Ménestrier lui apportent des nouvelles de ses amis : « L'un d'eux m'a dit que vous lui aviez montré quelques-unes de mes lettres, ce qui me fit rougir, vu qu'elles ne sont écrites que très familièrement, car j'y mets tout ce qui me vient en pensée sans choisir ou affecter les termes. C'est pourquoi je vous prie de m'épargner une autre fois. » Il est vrai qu'il n'y met « ni style ni ornement », qu'il n'y emploie « ni Phœbus ni Balzac », qu'il ne s'y soucie « ni de Vaugelas ni de Patru » mais c'est justement parce qu'elles sont écrites à la gauloise et à bâtons rompus, parce qu'elle ont une amusante liberté d'allure, une piquante verdeur et crudité d'expressions qu'elles sont incomparables et tiennent une place unique entre les lettres cicéroniennes et un peu pédantes des savants du XVIᵉ siècle, les lettres fardées et compassées des Balzac et des Voiture, et les lettres exquises, dans cette perfection où l'art devient le naturel, des Sévigné et des Voltaire : « Si j'étais à Lyon auprès de vous tête à tête je pourrais bien vous dire plusieurs choses particulières que l'on dit ici et que je ne puis vous écrire. » Leur franchise est souvent cruelle mais elles sentent partout l'honnête homme ou, comme il dit plus simplement quoique en latin, l'homme même, *littera nostra hominem sapit*. On leur applique volontiers son mot sur Pascal : « Oh ! qu'il y a d'honnêtes gens au monde ! Voilà un admirable écrivain. »

La loi interne de ce merveilleux esprit c'est d'associer ensemble et de fondre en sa personne les contraires et presque les contradictoires ; c'est une antithèse vivante. — Antithèse religieuse : il croit en Dieu mais comme dit Bayle, « son symbole n'est pas chargé de beaucoup d'articles », et comme il dit lui-même, son orthodoxie est « l'orthodoxie du bon sens ». Il est presque pieux et persuadé que les prières des braves gens ont une « merveilleuse puissance » mais avec Blancménil, « ils en disent de bien bonnes quand ils sont seuls » ; avec Naudé il se vante d'approcher « fort près du sanctuaire », d'être bien « déniaisé et guéri de la sottise du siècle ». Il reste « fort de l'avis de Naudé qui disait qu'il y a quatre choses dont il fallait bien se garder afin de n'être point trompé, savoir : de prophéties, de miracles, de révélations et d'apparitions ». Il pense parfois « que Dieu a tourné le dos aux affaires et aux conseils des hommes » comme l'enseignaient les épicuriens chers à son ami le bon prêtre Gassendi qui mourut pour s'être obstiné à faire le carême, et conclut sur bien des points que « le monde n'est plus grue et ne se mouche plus sur la manche ; cela était bon du temps que Berthe filait et que l'on avait peur du loup-garou ! » Audacieux jusqu'à l'irrévérence, il se moque des « fanfreluches romaines et papimanesques », mais il déteste et abhorre l'athéisme et s'il est un libre causeur il n'est nullement un libre penseur, comme un si grand nombre de ses contemporains. « Belle âme devant Dieu s'il y croyait » est une petite oraison funèbre qui revient souvent sous sa plume, mais comme une satire. Puis écoutez

sans frémir ce qu'il pense de la foi d'un cardinal :
« Le cardinal de Richelieu, qui aimait assez à rire
quand il n'était point tourmenté de sa bile noire,
demanda un jour au docteur Mulot, son confes-
seur, combien il fallait de messes pour tirer une
âme du purgatoire. Le docteur Mulot répond que
*l'Eglise ne l'avait jamais défini. — C'est que tu
n'es qu'un ignorant ; je le sais bien, moi ; il en
faut autant qu'il faut de pelotes de neige à chauf-
fer un four.* Ne voilà-t-il pas de bonnes gens qui se
moquent de ce saint et sacré feu qui fait si heureusement bouillir leur marmite ? » Hâtons-nous de
dire que s'il « perd pied dans les abîmes de la Pro-
vidence » il ne peut souffrir les « courtisans enra-
gés et athées ».

Antithèse politique : il est de cœur républicain,
s'indigne devant les « martyrs de la liberté mourante », se moque de ceux qui crient « vive l'empereur et la liberté », contradiction qui le scandalise, déclare à Lamoignon que s'il eût été au Sénat
« lorsqu'on tua Jules César, il lui aurait donné le
vingt-quatrième coup de poignard » et il s'atten-
drit à Saint-Denis sur le souvenir des bons rois et il
salue l'avènement du jeune Louis XIV, priant du
fond du cœur quand il apprend qu'il est malade.
S'il ne pardonne pas à Richelieu, « Jupiter massa-
creur », l'assassinat juridique de de Thou, il ne
pardonne pas davantage à Louis XIV le procès ini-
que et la disgrâce de Fouquet. Quand on vend les
livres du surintendant, sa bibliomanie s'efface de-

vant la pitié : « La mauvaise fortune de cet homme me déplaît ; si je voyais céans ses livres, cela me ferait mal au cœur » ; et il ajoute avec une pointe de regret résigné : « Il en a pourtant de très beaux dont je ferais mon profit mieux que personne. »

Même antithèse en médecine. Comme doyen il a en haine les novateurs, les impatients, les turbulents. La Faculté a dit : *La science c'est moi ;* et le doyen accepte pleinement sa mission de conservateur de la médecine traditionnelle. Qu'on ne lui parle pas de la circulation du sang : Riolan l'a condamnée et d'ailleurs en latin *circulator* veut dire charlatan, bonne plaisanterie dont il use et abuse ; qu'on ne vante pas la découverte de Pecquet : Guy Patin n'est ni physiologiste ni expérimentateur, mais médecin praticien et s'il ne « se bande pas contre la vérité », encore faut-il qu'on lui prouve qu'une découverte a des conséquences pour « la guérison des maladies, hors de là, dit-il, je n'en ai que faire. » Et pourtant il est lui-même l'âme d'une véritable révolution en médecine, la simplifiant et la codifiant, la débarrassant des « forfanteries des Arabes », la rendant facile et familière », achevant enfin l'édifice harmonieux qu'on pourrait appeler le temple de la médecine classique. Mais qu'on ne lui parle ni de Descartes ni des chimistes qui « tâchent de tout gâter » ; Fernel est son dieu ; il serait aussi fier de descendre de cet homme que d'être « roi d'Ecosse » ou « empereur de Constantinople ». Il voudrait « baiser ses reliques » ; il supplie Falconet de présenter ses hommages à une petite-fille de Fernel qui vient d'entrer à la Visitation de Lyon.

Son cœur même et son tempérament n'échappent pas à cette loi dominante de l'antithèse. Il est cruel et il est tendre. Ce terrible railleur a le don des larmes et l'émotion communicative. Au chevet d'un ami le médecin veut rester impassible, l'homme fond en larmes et va se cacher ; non content de pleurer toute sa vie son cher Naudé, il veut que tous ses amis le pleurent avec lui ; s'il lui échappe des paroles cruelles sur la mort de ses beaux-parents, il parle de ses enfants avec une infinie tendresse : « Dieu, dit-il à Spon, vous conserve les vôtres et à moi les miens. Je suis bien aise que vous ayez une petite fille ; nous n'en avons qu'une, laquelle est si gentille que nous l'aimons presque autant que nos cinq garçons. » Enfin cet homme si gai et qui pousse la gaieté jusqu'à la bouffonnerie est, quoiqu'il s'en défende, un mélancolique, presque un pessimiste et le théoricien avant la lettre du pessimisme. Le premier ouvrage qui le rendit célèbre est une thèse sur ce sujet : *que la vie de l'homme est toute maladie*. Elle est malheureusement introuvable mais sa correspondance contient bien des maximes d'une désespérance qui en résume l'esprit. « La mort lève le masque et fait connaître que la vanité de la vie n'est qu'une comédie assez chétive, qu'une farce assez courte,

qu'une ombre, ou le songe même d'une ombre ».
Schopenhauer n'eût pas dit mieux.

Le « trictrac du monde » qu'il avait sous les
yeux n'était pas fait pour lui donner des convictions d'optimisme béat. Il y aurait à faire d'après
sa correspondaece un burin à la manière noire
qu'on pourrait intituler : l'envers du grand siècle.
Misère générale, impôts constamment progressifs,
vexations de toutes sortes, droits abusifs qu'on fi-
nira par mettre « jusque sur l'eau de Seine », doléances universelles, « incroyable cherté du pain »,
pauvres gens « plus maltraités par les partisans
que ne sont les galériens et les forçats sur la mer ».
— Vous croyez que les spéculateurs et les banque-
routiers n'ont fleuri et prospéré qu'à notre époque :
c'e.t une erreur, en 1650, « le nouveau contrôleur
et le surintendant », les « bourreaux et les sangsues
du royaume », sont tous les deux des « joueurs de
prime ». Cela s'entend ; « au plus larron la bourse »,
dit Guy Patin qui ne perd pas, même en si triste
sujet, l'occasion d'un bon mot : « ces gens-là ne
veulent assurément que *notre bien*. » Il y a dans
Tours une grande banqueroute de deux marchands,
« elle est de seize cent mille livres ; *mais* on dit que
dans peu de jours il y en aura encore une autre
plus grande ». Le roi donne l'exemple ; une banqueroute royale, cela s'appelle d'un nom plus doux
« quartiers retranchés » ; les rentiers allaient à
l'Hôtel-de-Ville, ils iront à l'Hôtel-Dieu. — Vous
êtes persuadés qu'on ne parle que d'hier d'ouvriers

en grève et en sédition. Détrompez-vous : en 1660,
« les maçons et tels ouvriers du bâtiment ont tâché
de faire ici sédition, laquelle eût été à craindre tant
elle était grande, mais on en a pris prisonniers par
arrêt de la cour; on croit que le danger est passé ».
Les menuisiers de Lyon sont en guerre contre les
autres corps de métiers. Guy Patin est prié de solliciter en leur faveur et les recommande à quatre
conseillers de la chambre des enquêtes. « L'un
deux me dit à l'oreille : *Je sais bien ce que c'est,
mais je ne sais si ces menuisiers pourront gagner
leur cause.* » Traduisez : ils ont raison mais ils per-
dront leur procès. — Vous êtes convaincus que le
trône et l'autel rendaient presque impossibles certains crimes innommables. Erreur encore : en une
seule année six cents femmes de Paris, sur l'avis
discret de leurs confesseurs, sont accusées de manœuvres criminelles. Procès scandaleux, roue et
gibet, à la croix du Trahoir et en place de Grève.
« Dieu, s'écrie souvent Guy Patin, donnez-nous
patience ! » Ou encore : « Pour moi je crois que
la fin du monde arrivera bientôt quand je vois tant
d'iniquités... Dieu nous a réservés pour un siècle
fripon et dangereux, il y aura bientôt conséquence
à être homme de bien. » — Nous n'avons le privilège ni des aventuriers et aventurières qui spécu-
lent sur la charité publique ni des traîtres qui tra-
fiquent des secrets d'Etat et de la défense de la
patrie. Mais du moins, direz-vous, on ne voyait pas
d'hommes politiques changer d'opinion et renier

leurs professions de foi. C'était bien pis ; on voyait parfois des généraux passant à l'ennemi et très souvent des médecins changeant de religion pour étendre leur clientèle et obtenir des bénéfices. Tels Béda des Fougerais à Paris qui « va dorénavant à la messe, porte le chapelet et fait le bigot comme les autres », et Meyssonnier à Lyon, qui lui avait donné ce pieux et lucratif exemple !

VI

En terminant, il me vient un scrupule. Je me suis complu à recueillir dans la correspondance de Guy Patin les souvenirs lyonnais qu'elle contient à chaque page, mais en vous servant ces reliefs en discours trop peu académique n'ai-je pas donné dans l'exagération volontaire de l'auteur (il a pour excuse la galanterie) qui dit à Mme Spon : « Nous faisons des banquets de vos prunes de Brignoles ? » Il me semble toutefois que la conclusion qui se dégage de cette étude n'est point à dédaigner. Guy Patin est un admirable exemple de dignité professionnelle d'abord, puis de cet esprit de corps que je suis heureux de voir fleurir dans notre Université lyonnaise. Si l'esprit de corps a parfois ses travers et ses excès, il a aussi sa grandeur et quand il anime de sa flamme une grande institution elle devient, grâce à lui, impérissable. Guy Patin fut par

excellence le professeur : il n'ambitionna jamais
d'autre gloire que ce titre et son fier bon sens lui fit
toujours dédaigner l'honneur, alors tant recherché,
d'être médecin de cour. Il ne voulait pas plier sa
dignité aux exigences des dignités, se sachant, par
le talent, l'égal des plus nobles et n'oubliant jamais que « les escaliers du Louvre sont glissants ».
Il fut un homme heureux : un ami, le sûr garant
de l'excellence de son caractère et de la dignité de
sa vie, le grave Lamoignon, lui parlait avec un enthousiasme mêlé d'envie et de regrets du charme
de cette existence laborieuse que trois mots peuvent résumer, les malades, les élèves, les livres :
« Je soupai dernièrement chez le premier président
qui m'envoya inviter dès le matin... Il se plaignait
à moi que je ne l'allais point voir, que j'étais obligé
de l'aller quelquefois entretenir et que je devais
avoir pitié de lui pour la peine qu'il avait dans
l'exercice de sa charge. Après souper nous nous
entretînmes auprès du feu. Entre autres discours, il
me dit que j'étais bien heureux, puisque ayant fini
la visite de mes malades je n'avais qu'à passer
mon temps avec mes livres ; que pour lui sa charge
le tuait, et qu'il se tenait bien plus malheureux que
M. Patin. En effet, les grandes dignités sont des
charges, des menottes et des entraves qui nous
ôtent notre liberté et nous rendent esclaves de tout
le monde. » Réflexions toujours de saison et qui
doivent nous consoler amplement de n'être que
professeurs, encore que cette dignité ne soit pas

non plus exempte de quelques menottes et entraves
qui nous empêchent aussi parfois de nous « divertir
dans l'étude ». Les escaliers de la Chambre et des
ministères ne sont pas moins glissants que n'étaient
ceux du Louvre.

Surtout, la correspondance lyonnaise de Guy
Patin, qui nous fait aimer notre profession, nous
doit porter à rendre justice à notre siècle et à n'é-
couter qu'avec un sourire de dédain ceux qui nous
parlent insolemment de la banqueroute de la
science et de notre prétendue irrémédiable décadence. Étranges aberrations : au temps de Guy
Patin la science est à peine née et il la déclare pleinement achevée et définitive ; nous au contraire,
qui avons, comme savants, l'immense bonheur de
vivre au temps des Claude Bernard et des Pasteur,
qui voyons le majestueux édifice, assis sur d'iné-
branlables fondements, s'élever tous les jours plus
haut, nous renoncerions aux longs espoirs et aux
vastes penseés, nous laisserions tomber de nos
mains découragées et l'outil de travail et l'arme de
combat ! Nous appelions fin de siècle, détracteurs
ridicules de notre temps et de nos gloires, cette
demi-obscurité qui importunait déjà Guy Patin
quand il employait ces expressions habituelles à sa
plume de « siècle expirant » de « lie des siècles ».
Ne soyons pas dupes de cette illusion d'optique
sociale. Il n'avait pas plus de raison que nos pessimistes et nos découragés d'aujourd'hui : le grand
siècle allait se lever et mettre la France au premier

rang des nations. Soyons donc confiants dans l'avenir et, pour les prophètes de malheur qui nous annoncent tous les jours le déclin de la science et de la patrie françaises, n'ayons qu'une indulgence souriante et rassurée : les lettres lyonnaises de Guy Patin nous prouvent surabondamment qu'on peut être homme d'infiniment d'esprit et de cœur et prendre pourtant pour un mélancolique crépuscule une aurore étincelante de lumière et de promesses.

CHAPITRE VI

L'animisme de Cl. Perrault

I

Il y a deux manières d'étudier dans les médecins leur doctrine psychologique. On peut ne les interroger qu'en érudit et en curieux ; on peut aussi, sans dédaigner la curiosité et l'érudition qui sont les conditions premières du succès de cette étude du passé, s'efforcer de s'assimiler leur philosophie. On se fonde alors sur cette conviction que « nos anciens » nous valaient bien et qu'il ne faut pas décréter légèrement qu'ils ont passé leur temps à prendre « la paille des mots pour le grain des choses ». Les points ne manquent pas sur lesquels ils pouvaient en savoir tout autant que nous, soit qu'ils aient eu l'heureuse chance de pénétrer une fois au fond des choses et au cœur des êtres, de voir la vérité d'intuition et comme à nu, soit tout simplement que sur ces points-là notre science encore soit « courte par quelque endroit ».

De la première alternative, la plus flatteuse pour le passé, je citerais volontiers deux exemples, la théorie des *sens internes* et la doctrine des *esprits animaux*. Au premier coup d'œil, dénominations surannées, problèmes abolis, en réalité recherches profondes et, pour qui sait discerner leur évolution, fécondes et progressives.

La théorie des sens internes n'est pas autre chose au fond que le problème en apparence tout moderne de l'Inconscient. Il y en eut jusqu'à sept ; peu à peu ils se réduisirent à deux ou trois. Bossuet admettait encore le *sens commun* la *mémoire* l'*imagination* comme sens internes. Et pour reconnaître l'importance de cette théorie héritée des scolastiques et simplifiée, il suffit de remarquer que le *sens commun* est le *sensorium commune* de nos physiologistes, le centre cérébral de convergence des impressions sensorielles. Il jouait aussi le rôle de « l'unité synthétique d'aperception » des kantiens : ce n'était donc pas un vain mot. Molière, si bien informé des choses philosophiques n'avait pas oublié l'*imaginative* et la *judiciaire*. On sait que Thomas Diafoirus était largement pourvu de « judiciaire », il ne brillait pas par « l'imaginative ». Notre tort est de prendre ces mots dans une imprécision qui les rend vides et ridicules : pour les vieux médecins ils avaient un sens très net et ne ressemblaient aucunement à ces facultés de fantaisie qu'imaginait Fourier, par exemple la *cabaliste* et la *papillonne*. Je viens d'écrire le mot fantaisie : les vieux médecins distinguaient avec soin la *fantaisie* de l'imagination, deux sens internes. Je vous fais grâce de leurs dissertations subtiles : j'insiste seulement sur ce fait que c'était pour eux un moyen d'approfondir ce que nous appelons les données primitives de la conscience. Sous ces distinctions, poussées à l'infini, il y a donc pour qui sait les y découvrir, des trésors de fine observation psychologique.

Autant en dirai-je de la doctrine des *esprits animaux*. Il y aurait à faire l'histoire de leur grandeur et de leur décadence. On verrait que les esprits animaux n'ont survécu jusqu'à Bordeu que grâce à Descartes qui leur avait fait un sort enviable en jetant résolument par dessus bord leurs frères jumeaux compromettants, les *esprits naturels* et les *esprits vitaux*. Pour Galien, le foie, le cœur, le cerveau élaborent chacun leurs esprits, sortes de sublimations des activités fonctionnelles, distillation subtile et active, qui a pour support le trépied vital. Les services douteux que les esprits animaux rendirent pendant des siècles, mais surtout depuis Descartes à la psychologie médicale sont incalculables. J'ai sous les yeux un manuscrit d'un élève anglais de Montpellier (peut-être Locke), qui offre cette circonstance particulière que les leçons du professeur (Chirac probablement), sont rédigées tantôt en anglais, tantôt en latin, tantôt en fran-

çais : il a pour objet les maladies mentales et on ne
sort pas d'étonnement quand on constate à quel
point l'infaillible professeur possédait la mécanique et la dynamique des esprits animaux. Douter
de leur existence serait à ses yeux un blasphème :
il les décrit, suit leurs évolutions, ordonne et dirige « le ballet des esprits », comme dit Pascal, et
rapporte à leur ascendant et à leur puissance toutes
les maladies mentales comme à leur cause. Quelle
aberration ! direz-vous. Sans doute, mais les maladies mentales n'en sont pas moins supérieure-
ment décrites ; mais les esprits animaux ne sont là
que comme des cadres utiles tout préparés pour les
classifications et les distinctions. Ils jouent le rôle
de causes explicatives afin de tromper du moins la
faim de l'esprit, avide de connaître les causes. Céder au dégoût que peut produire cette fantasma-
gorie d'êtres imaginaires — que savons-nous encore aujourd'hui de la force nerveuse ? — rien de
moins philosophique ; on se prive ainsi d'une lecture substantielle et de faits bien observés qu'il est
facile après tout de dégager de la théorie. Qu'il vaut
mieux remarquer en souriant avec Flourens que les
philosophes ont encore renchéri sur les médecins,
ce qui est pour ceux-ci une circonstance atté-
nuante : Malebranche, par exemple, après avoir
épuisé toutes les ressources qu'offrent les esprits
et leurs multiples espèces, esprits *agités*, esprits
languissants, comme modes d'explication, va jusqu'à imaginer des « esprits libertins » ceux qui

résultent de la trop grande chaleur du vin et font extravaguer ! « Le vin est si spiritueux, dit Malebranche, que ce sont des esprits animaux presque tout formés, mais des esprits libertins. »

Ce que je dis des *sens internes* et des *esprits animaux*, je le dirais à plus forte raison des théories médicales de la *Vie*. Ces vieilles discussions sur l'animisme et le vitalisme, ces « sublimités de l'ignorance », pour parler comme Cl. Bernard, ou balbutiements de la science, n'ont presque rien perdu de leur intérêt. Le physiologiste que je viens de citer et dont le nom est moins celui d'un homme que celui d'une science, de la physiologie même, a sa statue dans la cour d'honneur de la Faculté de médecine de Lyon. Le piédestal porte une inscription de trois mots grecs qui signifient : la vie est une énigme. Telle eût été sans doute la conclusion du livre qu'il préparait l'année même de sa mort sur les théories de la vie. Mais cette énigme, quand l'esprit humain renoncera à en chercher le mot, c'est qu'il aura d'abord renoncé à lui-même.

II

Perrault toutefois n'est pas aussi oublié que La Chambre grâce à un bref mais substantiel chapitre de Fr. Bouillier dans son *Principe vital*. Mais c'est pour ainsi dire latéralement, par antithèse avec Descartes qu'il y est apprécié : sa filiation médicale, la genèse de ses doctrines échappent au critique, parce qu'il néglige ses prédécesseurs immédiats, les Fernel, les Riolan et surtout La Chambre. C'est une des plus regrettables lacunes de nos histoires de la philosophie : peu de platonisants, par exemple, se préoccupent de l'influence d'Hippocrate sur Platon que Littré a pourtant mise en pleine lumière. L'animisme radical de Perrault n'est nullement une création spontanée de son génie qui, au témoignage de Haller, inspira le système de Stahl, le grand animiste allemand. Il le tient de ses maîtres : ce qui lui appartient exclusivement et en propre, c'est l'originalité et la profondeur des arguments dont plusieurs sont tout nouveaux et dont quelques-uns, détail singulier, lui furent suggérés semble-t-il par ses occupations et préoccupations d'architecte. La légende de Boileau, le « mauvais médecin » devenu « bon architecte » n'est pas de la biographie mais de la satire, une diatribe fort injuste. Au témoignage de savants, particulièrement de Geoffroy Saint-Hilaire et de Cuvier, Perrault est un des fondateurs de l'anatomie zoologique, un physiologiste du plus grand mérite. Flourens a écrit dans son *Eloge* de Cuvier : « L'anatomie comparée compte trois époques : l'époque d'Aristote, celle de Cl. Perrault et celle de Cuvier. »

L'idée directrice de son système est visiblement empruntée aux deux arts qu'il cultive avec une

égale supériorité ; de dociles matériaux obéissent
à la pensée de l'architecte ; il arrondit les blocs de
pierre en colonnes, les taille en frontons, les dresse
en murailles, tantôt royal palais comme le Louvre,
tantôt édifice scientifique comme l'Observatoire ;
de même l'âme exerce son empire sur les particules de la matière, les assemble, les organise, les
anime et en fait cette merveille d'architecture, le
corps humain, mécanisme extérieur qui a pour mé-
canicien un dynamisme intérieur d'idées motrices.
L'âme n'est pas seulement force médicatrice, elle
est puissance architectonique. Et la caractéristique
de Perrault, c'est l'intrépidité de sa logique : hypothèse soit, mais hypothèse solidement étayée
d'arguments et ne reculant devant aucune de ses
propres conséquences. L'explication, la raison
d'être du génie de Perrault, ce n'est nullement de
réfuter et de contredire Descartes, c'est de s'inspirer en philosophie de la légitime lignée des médecins ; c'est de faire parler à la médecine traditionnelle la langue de la philosophie et à la philosophie
renouvelée, la langue de la vieille médecine. Il est
animiste à outrance, non par antithèse au mécanisme cartésien, mais par fidélité à ses principes
médicaux. Ce n'est point assez à ses yeux d'attacher la médecine à la philosophie, il l'y faut incor-
porer.

Rien de plus aisé que de le relier à La Chambre
qu'il dépasse singulièrement par sa rigoureuse logique dans le paradoxe. La Chambre ne faisait-il

pas de l'âme un principe de vie coétendu et con-
substantiel au corps qu'elle anime ? Ne faisait-il
pas du corps un agrégat dont pas une particule
n'existait à titre de molécule organique qui ne fût
saturée de sensation, pénétrée de perception ? C'est
par Perrault (qui pourtant ne va pas jusqu'à prendre pour son compte la thèse de l' « extension réelle » et des « parties libres » de l'âme), vérité acquise,
pôle fixe et point de départ de tous ses raisonnements ; « l'âme, dit-il, est unie à toutes les parties
du corps, agissant immédiatement (c'est-à-dire
sans intermédiaire) dans chaque partie, tant pour
les actions du mouvement que pour celles du sentiment ». Il a disséqué un jour une vipère « laquelle
après qu'on lui eût coupé la tête et ôté le cœur avec
tout le reste des entrailles, rampait à son ordinaire,
et passant d'une cour dans un jardin, y chercha
un tas de pierres où elle s'alla cacher ». Il en conclut qu'à cette vipère décapitée il restait encore de
la « mémoire » et le « pouvoir de choisir à l'aide
du toucher qui seul lui restait » le refuge que lui
suggérait son instinct de conservation. Quelle réfu-
tation par l'expérience et par suite irréfutable de
ceux qui logent l'âme dans un petit coin du cerveau, dans l'étroite et dérisoire glande pinéale !
L'automatisme des bêtes n'est pas répudié avec
moins de véhémence. Perrault, partisan convaincu
du mécanisme cartésien pour l'explication de la
matière, se refuse péremptoirement à l'étendre à
l'action et au sentiment des animaux. Il accepte

dans son intégrité la doctrine de La Chambre :
« Pour empêcher, dit-il, le mauvais effet que l'équivoque et l'ambiguité du titre de cet ouvrage : La
Mécanique des animaux pourrait produire dans
l'esprit de ceux qui ont entendu dire que la plupart
des animaux ne sont que de pures machines et qui
auraient lieu de croire qu'on a voulu traiter ce problème, j'avertis que j'entends par animal un être
qui a du sentiment et qui est capable d'exercer les
fonctions de la vie. »

Remarquez bien cette expression « la plupart
des animaux » ; il faudrait dire pour être bon cartésien, tous les animaux sans exception. Mais
l'homme aussi est un animal : dès lors le mécanisme
et l'automatisme s'étendant jusqu'à lui, l'enser-
rent de leurs mailles serrées. Reste la pensée qui
échappe, il est vrai, au mécanisme et il ne faut
certes pas dire que cette restriction ou exception
est de peu d'importance. Mais Descartes va se
heurter de deux côtés au rude bon sens des médecins plus habitués encore que lui à palper et à manier la vie. C'est une protestation véhémente, une
parole cruelle et sans doute injuste que cette déclaration de Perrault : « Pour ce qui est de ceux qui
veulent expliquer toutes choses naturelles par la
mécanique, et qui disent qu'il ne faut point chercher d'autre principe pour les actions des sens intérieurs des animaux que celui qui remue les corps
inanimés, *je ne puis croire qu'ils le disent de bonne
foi.* » Et la tentation sera grande de pousser la

théorie de l'animal-machine à la thèse plus ridicale de l'homme-machine. Un autre médecin se chargera de cette tâche et mettra et doute, avec la même injustice et l'impudence en plus, la bonne foi et la sincérité de Descartes : ce sera La Mettrie. Avec une ironie quelque peu cynique il fera même honneur à Descartes d'une habileté supérieure et d'une sorte de machiavélisme philosophique : « Il est vrai, dira-t-il, que ce célèbre philosophe s'est beaucoup trompé, et personne n'en disconvient. Mais enfin il a connu la nature animale ; il a le premier *parfaitement démontré* que les animaux étaient de pures machines. Or, après une découverte de cette importance, et qui suppose autant de sagacité, le moyen, sans ingratitude, de ne pas faire grâce à toutes ses erreurs ! » L'insinuation tendancieuse de La Mettrie est parfaitement caractérisée : Descartes est à ses yeux un matérialiste qui n'avoue pas et se réfugie, pour dissimuler (il eût dit : pour *ombrager*) sa doctrine, dans les nuages complaisants de la métaphysique ; né chrétien et français, comme dira La Bruyère, Descartes sait que les « grands sujets » les audacieuses théories et les solutions radicales lui sont interdites ; il en laisse donc le mérite et la gloire au disciple qui saura le comprendre, à La Mettrie ! Ainsi Condorcet s'étonnait que La Chambre n'eût pas été inquiété pour avoir enseigné que l'âme a une extension réelle et des parties libres, qu'il y a des âmes, selon l'expression de Condorcet, grandes comme un peuplier, grosses comme un éléphant : l'explication est simple et tient en deux mots, déférence prudente, entière soumission aux théologiens ; liberté et émancipation d'autant plus complète vis-à-vis des philosophes et des traditions de l'Ecole.

III

L'animisme radical de Perrault est donc, comme animisme, sinon comme radical et absolu, une thèse posée par ses devanciers, soutenue par les médecins de son temps, non une invention particulière de l'auteur ou une protestation pure et simple contre un mécanisme également radical qui était loin d'avoir conquis l'adhésion des médecins : l'iatro-mécanisme mettra encore à naître et à prendre pied dans la médecine bien des années et ne s'achèvera qu'avec Boerhaave. Voilà pourquoi Perrault pose sa thèse sans trop se soucier de la prouver directement : il ne la justifie et ne la fortifie qu'en répondant aux objections qu'elle soulève. Cette thèse reçoit dans son ouvrage diverses formules dont voici la plus compréhensive : « S'il est vrai que notre âme ne soit point dans notre corps comme on est dans une maison, mais qu'elle y soit unie, elle doit être considérée comme agissante dans toutes nos actions ; or, puisque, comme il est certain, la pensée est inséparable de toutes les actions de l'âme, il s'ensuit que la pensée doit être jointe à toutes nos actions ; mais pour concevoir comme cela peut être ainsi, quoique nous ne nous en apercevions point, il faut considérer que nous pensons en deux manières différentes. Il y a une pensée expresse et distincte pour les choses auxquelles nous nous appliquons avec soin, et une pensée négligée et confuse pour les choses qu'un long exercice a rendues si faciles que la pensée expresse et exacte n'y est point nécessaire, en sorte néanmoins que cette pensée confuse ne laisse pas de se faire avec un raisonnement composé de toutes ses parties, ainsi qu'il a été expliqué par les exemples de la mémoire des bêtes. »

Ce texte paraît extrêmement suggestif et fécond, quand on achève d'en démêler les principales propositions. La dernière est le trait de lumière qui nous éclaire sur l'origine du système : c'est bien la théorie de la connaissance des animaux qui nous renseignera sur la connaissance que l'âme vivifiante et architectonique a de son œuvre et de ses fonctions ; or c'est La Chambre qui a le mieux, le seul connu la nature des animaux et Descartes n'a avancé qu'un insoutenable paradoxe. Non qu'il faille rejeter le fond du cartésianisme, tant s'en faut : Perrault admet sans restriction que l'essence de l'âme est de penser, qu'elle pense toujours et que pour elle cesser de penser ce serait cesser d'être. De cette thèse cartésienne il tire des conséquences nouvelles qui font pressentir Leibniz qui disait, comme on sait, que « le cartésianisme n'est que l'antichambre de la vérité ». Perrault, comme Leibniz, ne veut pas qu'on mette de limites à l'union de l'âme et du corps : toute limite est arbitraire. Comme Leibniz et avant lui, il attache une grande importance aux« petites perceptions », je veux dire aux pensées qu'il appelle « négligées et confuses » et qu'il oppose aux pensées « expresses et distinctes ». Si Leibniz a raison d'être sévère pour l'oubli des cartésiens qui négligèrent les petites perceptions (c'est, dit-il, en *quoi les cartésiens ont fort manqué*) et ne voulurent « se repaître » comme dit Descartes, que de pensées claires et évidentes, il faut convenir que cette sévérité même peut être prise pour un grand éloge indirect de Perrault qui d'ailleurs tend constamment comme les leibniziens le feront plus tard, à identifier la pensée et l'action de l'âme, à bannir de l'organisme la torpeur et l'inertie. Penser, c'est agir : l'âme n'a que faire de se réduire à la passivité, de contempler dans le cerveau les images qui lui viennent par les sens, de regarder, captive dans la prison du corps, le monde extérieur par ces fenêtres ouvertes qui sont nos cinq sens externes. Elle se nourrit en quelque façon de ces images dans chacun des organes où elles sont imprimées par la sensation ; elle les digère et se les assimile sur place. Elles sont comme sa substance ; elle est comme le dieu de ce monde intérieur, le démiurge de ce microcosme.

C'est donc la vaste région de l'inconscient qui se

découvrait au regard pénétrant de Perrault. Évitons toutefois d'employer ce mot, d'abord parce que notre langue philosophique du XVIIᵉ siècle est beaucoup plus claire que la langue philosophique allemande du XIXᵉ ; ensuite parce que l'identité des mots ferait croire à une identité de doctrines qui n'existe pas et se réduit à une ressemblance, à une parenté, à une généalogie peut-être. En voici une preuve amplifiée par l'ampleur même de la doctrine ; rien ne serait plus tentant que de dire que Schopenhauer, faisant du corps l'objectivation de l'âme, il a très réellement Perrault pour maître ; ce même Schopenhauer qui aimait à se rattacher à des maîtres français, à nos médecins, auprès desquels il n'hésitait pas à déclarer que la plupart des philosophes allemands n'étaient que des *perruquiers*, à nos Bichat, à nos Cabanis, n'eut pas le moins du monde protesté. Cependant quelle différence profonde, irréductible ! Le corps est pour Schopenhauer de la volonté objectivée, rien de moins, rien de plus, car le monde n'est que représentation et volonté. Pour Perrault, n'allez pas croire que le corps n'est que de la pensée amortie et éteinte, de l'esprit condensé et cristallisé : il est cela mais il est aussi autre chose, et les droits du mécanisme sont parfaitement reconnus et maintenus ; il est en outre un système de particules matérielles soumises aux lois mathématiques du mouvement. Je ne voudrais pas sans graves réserves le comparer à Leibniz parce que l'animisme allemand, celui de Stahl n'a pas eu d'adversaire plus redoutable ; comme Leibniz, Perrault « surajoute » son dynamisme au mécanisme, mais sans le détruire et sans en troubler les lois rigoureuses et inflexibles. Telle « l'idée directrice » de Cl. Bernard plane au-dessus du déterminisme physiologique sans en altérer la série causale ou pour employer les expressions d'un vieux traducteur, de la Siris de Berkeley « l'enchaînure » et la « concaténation ».

IV

La partie psychologiquement la plus intéressante de l'œuvre de Perrault est sans contredit la suite d'analyses par lesquelles il explique l'action vitale de l'âme et la rend acceptable et vraisemblable. Mais il faudrait citer, non analyser, ces délicates analyses : les abréger est déjà fort difficile, parce que le style de Perrault est aussi net et précis que celui de La Chambre est souvent diffus et redondant.

1° La distinction des pensées « expresses » et des pensées « confuses » s'étendra aux jugements, aux raisonnements et jusqu'aux volitions de l'âme. Ne dites pas : je ne connais pas du tout ce qui se passe dans mon propre corps ; ou, comme Jouffroy, mon propre corps m'est aussi étranger que celui d'un chien ou d'un poisson. La connaissance des choses du dedans ne peut ressembler exactement à la connaissance des choses du dehors. C'est une connaissance pourtant et votre ignorance prétendue est une ignorance fort savante. Le mot de l'énigme est ici *attention* ou plutôt l'énigme a deux mots, car c'est aussi *distraction* ; vous ne pouvez faire attention à la fois à tout ce qui se passe dans le milieu corporel et dès lors une infinité d'événements vous échappent. Pourquoi s'en étonner ? votre attention est tout aussi impuissante vis-à-vis des choses du dehors et dès qu'elle fléchit ou s'endort le monde extérieur vous fuit et vous échappe tout comme le monde intérieur. Que l'âme ignore telle fonction vitale momentanément, voilée à des yeux, c'est aliénation partielle et *distraction* ; que cette ignorance devienne totale et définitive, cette distraction suprême, c'est la mort.

Il est vrai que, d'une part, nous sommes maîtres de notre attention et, d'autre part, que les pensées que la distraction fait évanouir, nous pouvons les ressaisir par une soudaine reprise de possession de nous-mêmes. Jamais au contraire nous ne réussirons, quel que soit notre effort d'attention, à amener à la claire lumière les pensées confuses des choses du dedans. Mais, pouvons-nous ressusciter le détail de nos rêves et l'oubli des rêves au réveil prouve-t-il qu'on n'a pas rêvé ? Quand notre vue s'étend sur un vaste paysage pouvons-nous ame-

ner simultanément ou successivement à l'état de
connaissance claire tous les détails ? Quand nous
jugeons de la proximité ou de l'éloignement d'un
objet par l'accommodation de notre œil, avons-
nous une connaissance claire de tous ces mouvements d'accommodation qui sont pourtant le fondement de notre jugement et les prémisses de nos
raisonnements ? La raison de notre ignorance, c'est
l'habitude, la facilité acquise : ce n'est pas proprement ignorance, mais oubli et oubli salutaire,
car que deviendrait notre vie intellectuelle s'il fallait à chaque instant connaître tout le détail de nos
opérations sensorielles et de nos fonctions vitales ?
Le bienfaisant oubli nous sauve et rend disponible
la plus précieuse partie de notre activité. Il faut
être un bien médiocre observateur pour n'avoir
pas remarqué que les choses qui vont toujours du
même train s'évanouissent de notre conscience par
leur continuité même et leur monotonie : je suis
mon chemin machinalement et sans y penser ; je
ne remarque plus les maisons de la rue où je passe
tous les jours, le détail des actes de ma vie quoti-
dienne, de ma profession même. Je parle correctement une langue et je ne pense pas le moins du
monde aux règles de la grammaire qui me font
parler correctement : je pourrais à peine, par le
plus sincère effort, les retrouver au fond de ma mémoire. Je joue d'un instrument dont j'ai totalement oublié la tablature : je ne sais même s'il y a
une tablature et ce que c'est qu'une tablature.

Pourquoi s'étonner que j'aie oublié la grammaire et la tablature de mes actions intérieures ?

2° Les fonctions vitales peuvent donc, sans la moindre invraisemblance, être considérées comme des habitudes très anciennes, très invétérées, transformées en instincts. C'est la connaissance des bêtes qui doit me servir d'analogie : comme chez elles, ma vie intérieure corporelle est un rêve qui ne s'achève jamais ; mais chez les bêtes, c'est la vie entière qui répond à cette définition, un rêve intérieur. Il fallait que notre vie fût ainsi rendue animale, végétative, puisque nos disponibilités intellectuelles, notre dignité d'homme par conséquent, dépendait de cette loi naturelle. La prévoyante nature a donc décrété que des actions qui furent volontaires à leur origine deviendraient progressivement involontaires et instinctives. Sa prévoyance a fait plus : elle nous a interdit de ressaisir un empire que nous avons perdu dans notre propre intérêt. Il ne fallait pas que la continuation ou la suspension des mouvements du cœur dépendissent de l'arbitre de la volonté et du jugement, de la pensée consciente. « La conduite du mouvement du cœur, selon la manière dont je la comprends, est ce me semble, une preuve de cette puissance de l'habitude : car bien que ce mouvement se fasse par des muscles qui sont les organes d'une action volontaire, la longue habitude que l'animal a d'exercer ce mouvement, qui est la première et la plus ancienne fonction de la vie, jointe à la grande utilité que l'âme a jugé dès le commencement, être attachée à ce mouvement, lui a fait prendre, s'il faut ainsi dire, une résolution de ne le jamais interrompre. » On cite pourtant des hommes qui peuvent rompre cette résolution, reprendre leur empire primitif sur les mouvements du cœur, mais l'expérience est si rare et l'épreuve si dangereuse que rien ne fait mieux comprendre le bienfait de l'habitude qui a fait d'un acte de volonté un instinct irréfléchi. Le mouvement des paupières est volontaire de sa nature, involontaire par l'accoutumance : essayez de l'empêcher, comme ce gladiateur romain dont la fermeté fut considérée comme un prodige parce qu'il tenait ses paupières ouvertes et immobiles sous la menace d'un coup au visage, vous n'y parviendrez peut-être jamais. Le volontaire se mue en fatalité, la liberté se change en déterminisme.

3° Nous touchons maintenant à la difficulté ultime de la théorie, à l'objection suprême qui se trouve néanmoins atténuée dès l'énoncé, si nous considérons qu'elle tient aux questions d'origines également obscures dans tous les systèmes. Il faudrait donc admettre que dans notre vie organique, ce qui est aujourd'hui déterminé et fatal fut à l'origine volontaire et libre, que l'instinct fut primitivement imitation consciente, puis habitude et seconde nature. Comment supposer au fœtus la science infuse d'un anatomiste et d'un physiologiste consommés ? La science ! Entendons-nous d'abord sur ce mot : ce serait en tout cas une science par idées, jugements, raisonnements non « exprès et distincts » mais « confus et obscurs », une science qui ne ressemble pas plus à la science proprement humaine, pour employer une comparaison spinoziste, que le chien animal aboyant, ne ressemble au Chien, constellation céleste ; une science intuitive, non discursive, partant ineffable, non transmissible ni communicable, une science qui s'ignorerait, une science qui ne donnerait prise à aucun souvenir parce qu'elle ne peut s'encadrer dans aucune des catégories de notre langage spatial. Elle n'aura donc de commun avec cette science dont Képler a dit *scire est mensurare*, savoir c'est mesurer, que la fatalité de l'erreur : la facilité même de cette connaissance et de l'administration fonctionnelle qu'elle régit et dirige endort l'âme dans certaines routines, de sorte que sa vertu médicatrice devient souvent illusoire et vaine.

Rien donc d'absurde, cette science innée ainsi définie, à l'attribuer à l'âme du nouveau-né, à l'âme du fœtus : elle connaît son corps mieux que l'âme de l'adulte ne connaît le sien, car, à cette date, conscience et sens du corps coïncident et se confondent. Elle n'a vraiment rien d'autre à connaître ; elle meut le cœur, circule le sang, préside à la croissance qui n'est que génération continuée et sur le dessin vital qu'elle ne fait pas sans doute, qui est une de ses données innées, elle édifie le corps humain, mêlée à son œuvre, la façonnant

non du dehors comme l'architecte mais du dedans ;
incapable d'ailleurs, je ne dis pas seulement de
rendre compte, mais de se rendre compte de son
activité fondamentale, incapable par conséquent
de s'en souvenir. L'âme n'est primitivement qu'un
instinct vital procédant par une voie certaine (semblable au *feu artiste* des stoïciens) à l'achèvement
du canevas de la vie, comme l'araignée à la confection savante de sa toile, comme l'abeille à la
construction géométrique de son alvéole. Enveloppée de science innée comme d'une auréole, c'est
elle qui prononce dans les profondeurs où elle réside un efficace *fiat corpus :* elle est toute vie, toute
fonction, tout instinct.

Tel est le système de Cl. Perrault. Avec son esprit façonné aux méthodes scientifiques et son
génie « nourri aux sciences » il se garde bien de le
donner comme une théorie démontrée : il sait et il
dit que c'est une hypothèse. Mais cette hypothèse
est étayée d'une psychologie si fine et si profonde,
d'un « art de penser » si ingénieux et de connaissances scientifiques si solides qu'on se surprend à
se déclarer convaincu, qu'on est tenté d'oublier la
réserve et le bon goût du théoricien et de lui appliquer le mot de Newton, *hypotheses non fingo*, en
traduisant seulement ses explications sous cette
forme : *tout se passe* comme si son hypothèse de
l'âme vivifiante et architectonique était démontrée
et s'il nous avait donné le mot de « l'énigme de la
vie ! »

Contre-épreuve bien instructive de cette impression : quand on étudie le *Traité de l'Homme* de Descartes, quand on joint à cette étude les commentaires de Louis de la Forge, médecin cartésien très orthodoxe, sur la *Formation du fœtus*, on est tout étonné de s'apercevoir qu'en dépit de ses explications strictement mécanistes, conformes par conséquent aux tendances de notre science actuelle, Descartes ne sacrifie pas moins que Perrault à l'hypothèse et surtout que Perrault nous donne, dans l'hypothèse même, un plus vif sentiment et de vraisemblance et de sécurité intellectuelle.

CHAPITRE VII

Théories microbiennes et hypnotiques
Deux précurseurs : J.-B. Goiffon et D. Petetin

I

Dirai-je que le médecin J.-B. Goiffon fut l'authentique *inventeur* des microbes ? Le mot choquera ceux qui savent qu'il n'y a pas à proprement dan les sciences d'invention et qui se souviennent que le P. Kircher, jésuite qui écrivait dans la première moitié du XVII° siècle, avait jeté quelques vagues indications sur un « levain animé » sur des animaux ailés, très petits et absolument imperceptibles à la vue, mais il se vante d'avoir distingué leurs ailes avec « un bon microscope », ce ne sont pas nos microbes. Chez J.-B. Goiffon la théorie est à la fois moins précise puisqu'il n'a pas *vu* les microbes, ce qu'il appelle vu, autrement que par les yeux de l'esprit ; et beaucoup plus cohérente, j'ose dire admirablement coordonnée en système bien lié qui en fait proprement une œuvre d'invention et de création digne d'avoir son historien et des admirateurs.

Dirai-je que le médecin Désiré Petetin est aussi inconnu que J.-B. Goiffon ? Ses travaux sur l'hypnotisme ont laissé quelques traces dans les livres des magnétiseurs, mais il se trouve qu'il était précisément l'adversaire des magnétiseurs : n'être connu que par des citations éparses dans les livres de ses adversaires, c'est vraiment n'être pas connu. Et nous ne sommes plus ici en face d'une œuvre de pure théorie, d'une construction d' « un palais d'idées » de l'esprit : les recherches du *précurseur*, c'est trop peu dire, de l'hypnotisme sont essentiellement expérimentales. Rejeterait-on ses théories que l'abondance des observations que renferme son œuvre en ferait encore un répertoire unique, un monument indestructible.

Je serai donc beaucoup plus bref sur Goiffon que sur Petetin : il est aisé de résumer une théorie, difficile de condenser des observations cliniques minutieuses. Si l'on ne trouvait dans le livre introuvable de Goiffon qu'une sorte de boutade de génie, des vues qui ne prennent d'intérêt que rétrospectivement, par le triomphe des théories postérieures, c'est à peine si son œuvre, où l'observation et la spéculation auraient part égale, mériterait d'être sauvée de l'oubli : sa découverte ne serait qu'un accident heureux, n'offrant d'intérêt qu'aux curieux et aux érudits. Mais il n'en va point ainsi : il est dirigé vers ses conclusions, affermi dans ses vues par une philosophie dont il est profondément imbu et pénétré, par la méthode cartésienne et par les théories de Malebranche, son guide favori. Dès lors sa découverte, exposée d'ailleurs avec une extrême rigueur de raisonnement et une précision que donne la sécurité intellectuelle, prend une valeur extraordinaire. Elle fut dès son apparition non seulement contestée, mais durement réfutée presque partout ridiculisée par ses confrères : ces polémiques même prouvent qu'elle ne s'effaça pas complètement de la mémoire des savants ; elle subsista sans doute en idées latentes, quand le texte et l'auteur furent oubliés, puisqu'elle avait suscité de violentes polémiques. Dès lors, sans pouvoir établir une filiation authentique, il est bien permis de supposer que précisément à titre d'idée latente, de suggestion devenue inconsciente, elle eut son rôle, difficile à préciser dans la plus grande découverte du XIX° siècle. Nous connaissons aujourd'hui les suggestions à longue échéance.

Son livre était hier encore inconnu. Un médecin lyonnais, le docteur Humbert-Mollière l'a exhumé du pêle-mêle artificiel et de la promiscuité compromettante d'un recueil oublié de pièces médicales. Il l'a fait sortir d'un profond oubli par une étude d'une rare érudition. Qui donc eût été tenté de chercher les origines des théories microbiennes dans une *Relation et dissertation sur la Peste du*

Gévaudan, alors surtout que les bibliographes, trompés par l'assonance et par la vieille orthographe en estropiaient le titre, écrivant non la *Peste* mais la *Beste* du Gévaudan ? Cette bête légendaire est en effet plus connue : on ne se souvient même que de la peste de Marseille de 1720 et l'on oublie qu'elle s'étendit beaucoup plus loin que cette ville et que les médecins du temps l'appellent plus exactement la *peste de Provence*. La bête que Goiffon a découverte, ce n'est pas le monstre hérissé, apocalyptique, loup ou sanglier fanstastique descendu des montagnes des Cévennes pour épouvanter les bergers et dévorer les troupeaux : elle n'est pas d'aspect effrayant ; elle est même invisible ; c'est le microbe, l'infiniment petit de la vie non seulement présenté mais *démontré* sinon dans le sens anatomique, du moins dans le sens logique du mot.

En bon cartésien et malebranchiste, il insiste fortement sur cette idée que tout se fait dans l'univers par des *lois générales* et que Dieu n'a que faire d'un *miracle* pour envoyer aux hommes la peste comme avertissement ou punition, ainsi qu'un Apollon lançant ses flèches sur le camp des Grecs pour assouvir sa vengeance. Il est puéril, contraire à toute bonne philosophie de recourir à la loi d'exception, contre-sens jusque dans les mots, au fait miraculeux, de déclarer comme on le faisait couramment que c'est « un fléau de Dieu, quelque chose qui surpasse les lois de la nature ».Malebranche a enseigné à notre médecin que les lois géné-

rales ne souffrent pas d'exception, qu'elles sont
« assez fécondes et assez puissantes pour opérer
de plus grands et de plus surprenants effets », que
c'est par une législation cosmique et univerelle
que la pluie tombe tantôt stérile sur les rochers et
les sablons, tantôt féconde sur les prés et les
champs ; Malebranche ajoutait même que la grâce
tombe tantôt sur des âmes endurcies et réfractaires,
tantôt sur des cœurs dociles qu'elle amollit et
qu'elle échauffe.

Quelle est donc la loi générale nécessaire et suffisante pour expliquer la peste et rendre compte de
tous ses caractères et de tous ses effets ? Comment
surtout expliquer les conditions trop bien constatées de sa propagation et de sa contagion ? Dans
cette difficile recherche, Goiffon semble s'être souvenu du précepte cartésien : « Faire partout des
dénombrements si exacts et des revues si générales
que je fusse assuré de ne rien omettre. » L'hypothèse scientifiquement légitime est celle qui seule
rend compte, seule et à l'exclusion de toute autre,
de tous les phénomènes observés : à cette condition
elle cesse même d'être une hypothèse simplement
explicative pour devenir une théorie démonstra-
tive. Goiffon est donc amené, par cette méthode
rigoureuse, à passer au crible de sa critique toutes
les théories qui sont en faveur auprès des médecins
de son temps et dont pas une ne soutient un examen
un peu sévère et conforme au critérium de la méthode.

Elles ont ce caractère commun qu'elles expliquent la peste par des poisons ou « venins », par des ferments ou « levains ». Mais comment, dans cette opinion, demande Goiffon, rendez-vous compte des faits indubitables suivants : — des germes de peste se disséminent au loin, se répandent pour ainsi dire dans les airs, s'ensemencent spontanément ; — la peste, au lieu de s'atténuer et de s'user, comme ferait un levain, s'accroît longtemps et se fortifie par ses propres effets ; — elle s'implante, végète, vit, se multiplie par une sorte de génération dans nos propres humeurs ; — ses causes, invisibles à l'œil nu et même au microscope sont certainement attachées à des étoffes, accrochées pour ainsi dire et adhérentes à des cordages de navires ; — elles cheminent et franchissent tantôt par progrès continu, tantôt par brusques sauts, des lieues et des provinces, aujourd'hui à Marseille, demain dans le Gévaudan, après-demain peut-être à Lyon ; — après avoir paru éteinte, la peste se rallume et par elle, si l'on peut dire, la mort soudain reprend des forces et ressuscite. Toutes observations qu'on ne peut révoquer en doute ; toutes circonstances parfaitement constatées dont ne peut rendre compte qu'une seule et unique hypothèse à la fois expérimentale et rationnelle, l'hypothèse d'une cause *animée*, vivante de la peste, l'hypothèse d'un pullulement de petits êtres « à qui l'air donne vie », qui se multiplient effroyablement quand le milieu ambiant est favorable, qui adhèrent aux véhicules matériels et se transportent au loin avec eux. Qu'on lui fasse grâce d'explications plutôt verbales que réelles, ridicules même par leur criante insuffisance : influence maligne des astres, planètes, comètes et constellations ; vapeurs arsenicales et exhalaisons vermineuses de la terre ; miasmes, atomes tranchants et corrosifs, sels âcres ou acides. Un argument topique semble vraiment résumer tous les autres, c'est que « toutes les causes assignées par les auteurs ne sauraient se régénérer quand elles ont une fois cessé ».

Quels sont maintenant les êtres qui « de génération à génération se multiplient à l'infini ? » Ce sont les « insectes » en prenant ce mot dans le sens d'animalcules, de vivants imperceptibles, d'infinitésimaux de l'ordre vital. Qu'importe que les « insectes », causes de la peste, ne soient point visibles à notre œil, perceptibles pour nos sens, si l'expérience autant pour le moins que la raison nous laisse le lointain mais ferme espoir qu'un jour de meilleurs microscopes nous en *montreront* à la lettre l'existence, qu'en attendant nous *démontrerons* par la raison, existence tout à fait en harmonie avec les données certaines de la science ? « Quoiqu'il y ait de grosses différences entre les rapports de grandeur du corps d'un éléphant à celui d'une mite, il se peut néanmoins, et la raison ne s'y oppose pas, qu'il y ait des insectes qui, par rapport à la mite, sont ce que la mite est à l'égard de l'éléphant. » Peut-on mieux caractériser les microbes et cette comparaison qui résume toute la théorie n'est-elle pas d'une étonnante justesse ?

De cette théorie Goiffon, homme d'action autant que de spéculation, déduit toute une thérapeutique, toute une prophylaxie nouvelle de la peste. Comme échevin de Lyon et comme président du *Bureau de santé*, il préconisa et fit rigoureusement observer les règlements les plus draconiens : du moins ils parurent tels parce que le public n'en pouvait comprendre encore les raisons profondes. Chicoyneau, chancelier de l'Université de Montpellier, consulté par le Collège des médecins de Lyon, ne donnait-il pas cet avis anodin qu'il n'y a rien de plus pernicieux « que de s'attacher à combattre et à repousser cette cause primitive, invisible, dont la connaissance est au-dessus de la portée de l'esprit humain ? » Quant au populaire, il comptait avant tout sur la protection de la Vierge de Fourvière.

Goiffon n'était nullement enclin à heurter de front ces pieuses croyances, mais il s'attachait à les épurer, à les sublimer en quelque sorte, par les vues hardies de l'oratorien Malebranche. Point de miracles, point de volontés particulières, des règles universelles et immuables. « Combien y a-t-il d'animaux qui font la guerre à l'homme et qui le font souvenir sans cesse qu'il est pécheur, dont Dieu peut se servir pour le punir quand sa justice l'ordonne ? Pour lui faire connaître son néant, il a destiné les plus vils, les plus petits et ce qu'on appelle *insectes* pour lui insulter... S'il en a rendu une partie de visibles, c'est sans doute pour qu'il pût les chasser et s'en défendre ; et s'il y en a d'invisibles, contre lesquels les sens qu'il nous a donnés pour notre conservation ne sont d'aucun usage, c'est aussi pour que les ordres de sa justice soient exécutés. Pour l'exécution de ce dessein, Dieu n'a besoin que de ses règles générales et n'est pas obligé d'agir par des voies particulières. Des *insectes* venimeux apportés de quelque contrée étrangère avec des marchandises, d'où ils se répandront dans les airs d'une ville, produiront tous les funestes effets qu'on remarque dans la peste. » Oui, sous le nom vulgaire d'*insectes*, c'est bien le microbe qu'on nous présente et qui fait dans la science, sous les auspices du malebranchisme et par le ministère de Goiffon ,son entrée lugubre et triomphale. Bien ridicule qui prétendrait que la gloire de Pasteur s'en trouve atteinte ou amoindrie : il est clair que notre médecin n'eut pas la moindre idée de la méthode des atténuations et des inoculations. Dans la célèbre maison qui est en quelque sorte le temple de la méthode pastorienne, Goiffon n'aurait droit qu'à un buste à côté de la statue du dieu, mais il y aurait droit.

II

Un précurseur non moins oublié que J.-B. Goiffon et dont les découvertes rentrent plus complètement dans le cadre de ces études, c'est J.-H.-Désiré Petetin, plus observateur et expérimentateur, moins théoricien que Goiffon, et que j'appellerais volontiers le Braid français ou le Charcot du XVIII° siècle. On convient généralement que la psychologie morbide et particulièrement les théories hypnotiques sont une des plus belles conquêtes scientifiques de notre temps. On ne néglige pas précisément leur passé, car on n'ignore pas que l'histoire est une des formes de l'observation et de l'expérimentation. Mais de ces expériences rétrospectives, il est naturel que beaucoup soient tombées dans l'oubli et que, même pour celles dont on a conservé la trace et le souvenir, on recule parfois devant les difficultés d'interprétation : le savant n'a pas à se préoccuper des réhabilitations et des gloires posthumes de ceux qui ont eu l'impardonnable tort d'avoir trop tôt raison.

Petetin n'est point pourtant de ces précurseurs qui se contentent de pressentir, d'entrevoir, de deviner. Son *Mémoire* original est de 1787, totalement ignoré. Son livre posthume, l'*Electricité animale*, plus apprêté, plus littéraire, d'aspect moins précis et scientifique est de 1808 ; supprimez par la pensée les travaux des Charcot et des Liébault, je crois bien qu'il donnera l'impression d'un tissu de rêveries, d'un succédané du mesmérisme qui pourtant y est fort maltraité ; à coup sûr il paraîtra encore ce qu'il parut aux contemporains, un monument de crédulité médicale, un amoncellement de paradoxes, peut-être d'impostures. Car on a beau avoir une réputation incontestée de probité scientifique et d'honneur professionnel, une renommée plus que régionale de médecin très savant, très habile dans son art et très heureux dans ses cures, il ne faut pas trop devancer son temps.

Comble de malechance, Petetin ne fut guère cité que par ses adversaires, les magnétiseurs, qui cherchaient dans son livre la justification de leurs moins justiciables rêveries. Les uns ne connaissent que le *Mémoire* original. Le ton trop littéraire, légèrement emphatique, selon le goût de l'époque du livre de l'*Electricité animale* mit les autres en défiance. Quand un physiologiste comme Richerand, dont le nom fait autorité, déclare « que Pétetin exerce la foi de ses lecteurs ; qu'il est seul témoin du miracle ; qu'il est impossible de dire en quelle année et sur quelles personnes se sont opérés les prodiges qu'il raconte ; et que cet auteur enthousiaste pourrait bien avoir inventé un conte pour confondre les incrédules qui se permettaient de tourner en ridicule son système sur l'électricité du corps humain », il est naturel que les étrangers le croient sur parole : aussi parmi les deux cent soixante-treize auteurs que cite Hack Tuke dans son livre sur le *Corps et l'Esprit*, on trouve le nom de Richerand mais nullement celui de Pétetin.

Je ne rencontre qu'un seul contemporain qui paraisse connaître l'auteur de l'*Electricité animale* autrement que par de banales citations et lui rende pleine justice, c'est le docteur Ochorowicz, dont l'appréciation parfaitement juste et bien motivée doit être citée comme la meilleure justification de cette étude : « Un médecin distingué de Lyon, président de la Société médicale de cette ville, fut amené à constater les phénomènes les plus merveilleux de l'hypnotisme. Il était sceptique et adversaire du Mesmérisme, mais le hasard voulut qu'il fût obligé de reconnaître une série de faits beaucoup plus extraordinaires que tous ceux que Mesmer avait annoncés. Ses travaux sur la catalepsie, sur l'action de l'aimant, sur celle de l'électricité, sur le phénomène dit de transposition des sens, etc., et enfin sur celui de la suggestion mentale, constituent une époque en magnétisme. Ils sont aujourd'hui absolument *ignorés* (c'est Ochorowicz qui souligne le mot) ; mais comme il s'est écoulé *juste un siècle* depuis qu'il a observé certains faits, je ne doute pas qu'un beau matin on ne nous annonce qu'un hypnotiseur de Lyon ou de Paris les a découverts de nouveau et que, grâce à son ingéniosité, à son autorité, et à l'ignorance de l'histoire, il s'est formé une nouvelle école hypnotique. » Etudions d'abord les faits tels qu'ils sont décrits dans les quatre relations médicales qui forment le traité de l'*Electricité animale*, que ces faits aient été contrôlés par la science contemporaine ou qu'ils n'aient pas encore reçu du temps et de la science leur vérification et leur consécration ; nous nous occuperons ensuite, mais plus brièvement,

des conséquences que notre auteur croit pouvoir en
tirer et des théories psychologiques qui lui sont
propres.

III

L'étrange phénomène du transfert sensoriel ou
de la transposition des sens fut celui que Pétetin
observa d'abord chez sa première cataleptique et
qui ne cessa jamais de lui paraître le plus extraordinaire. Aujourd'hui encore, il pourrait écrire,
comme dans sa dédicace « aux médecins présents
et à venir » ces paroles à la fois fières et modestes :
« Une découverte dans l'art que vous exercez, et
qui a échappé à tous les siècles, vous appartient de
droit, afin de la réduire à sa juste valeur, l'étendre
et la perfectionner. Celle sur laquelle j'appelle
votre attention est de la plus haute importance pour
l'intérêt de l'humanité et les progrès de la médecine. Que le titre de mon livre ne vous la fasse pas
rejeter ; les phénomènes inouïs qu'il renferme ne
sont pas un prétexte de les nier, mais de ne point
laisser échapper l'occasion de les vérifier ; je vous
mets sur la voie. » Cette découverte, il n'a garde
de l'attribuer à sa perspicacité ; c'est au seul hasard qu'il en fait honneur ; mais il sait aider le
hasard et s'en servir. « Il était écrit, dit-il, que je
ne tirerais rien de mon propre fond, qu'une sorte
de hasard ferait tout, et que je me conduirais com-

me une machine dont la nécessité fait jouer les ressorts. » Ce n'est pas tout à fait vrai ; l'attention éclairée et passionnée que cette machine apporte aux observations qu'elle enregistre se manifeste parfois par des traits d'une naïveté amusante : « Chaque fois que je quittais, dit-il, cette femme intéressante, je me reprochais d'avoir fait si peu d'essais, *tant je redoutais de la trouver guérie.* » Ce n'est pas d'aujourd'hui qu'entre les mains du médecin expérimentateur, le malade devient aisément un *sujet.*

Un jour la cataleptique, en plein accès et semblable à une statue vivante, se mit tout à coup à fredonner, puis à chanter d'une voix plus forte, sans que le médecin pût trouver un moyen de faire cesser ces chants qui la fatiguaient. Il imagina de la placer dans une situation très pénible, le corps fléchi en avant, les bras élevés et tendus, la tête sur les genoux ; comme les chants continuaient et qu'elle paraissait beaucoup souffrir (elle déclara plus tard que ces chants avaient pour but de la distraire d'un spectacle qui la terrifiait), le médecin prit le parti de la renverser sur son oreiller, mais son fauteuil glissa, il tomba à moitié penché sur le lit en disant tout haut : « *Il est bien malheureux que je ne puisse empêcher cette femme de chanter. — Eh ! Monsieur le docteur, ne vous fâchez pas, je ne chanterai plus* », répondit soudain la malade. L'accès avait-il cessé et la malade étaitelle, par la secousse, rendue à elle-même ? Nullement, car pendant que le médecin lui représentait que la continuité des chants l'avait beaucoup fatiguée, elle reprenait l'ariette commencée juste au point où elle avait été interrompue, sans que paroles ni cris pussent la faire cesser. Pourtant elle avait entendu, cela était hors de doute. Petetin eut l'idée de se placer dans la même attitude que tout à l'heure, sa bouche près de la poitrine de la malade : « *Madame*, cria-t-il, *chanterez-vous toujours ? — Ah ! quel mal vous m'avez fait ! je vous en conjure, parlez plus bas.* » En même temps elle portait lentement ses mains vers le creux de l'estomac, comme si c'était le siège de la douleur ressentie, sans pourtant avoir conscience de rien d'anormal dans sa manière d'entendre ; car elle répondit au docteur qui lui demandait comment elle l'avait entendu : « Comme tout le monde. » Cependant il avait beau crier à l'oreille, même en renforçant sa voix par le « tuyau d'un entonnoir », elle restait absolument sourde à ces cris.

Voilà le fait : le sens de l'ouïe était-il réellement transporté à l'épigastre ? Y eut-il illusion, hallucination, suggestion ? Pour le moment nous n'avons pas à nous en enquérir : il suffit d'ajouter que le phénomène de transposition du sens de l'ouïe eut, malgré l'assertion de Richerand, une foule de témoins et ne saurait aucunement être révoqué en doute. Le fils et l'éditeur de Petetin cite quelques-uns de ces témoins, sceptiques d'abord, convaincus ensuite, et dont aucun n'a songé à protester. Ce

sont presque toutes les célébrités médicals de Lyon
au commencement de ce siècle, Coladon, Gine, Do-
minjon, Dolomieu, Ballanche, Jacquier, Martien
de Saint-Genès, Eynard, etc. Hâtons-nous de déclarer que Petetin était plutôt un sceptique qu'un
mystique, qu'il se fie à peine au témoignage de ses
propres yeux et que selon le précepte de Bacon, il
a toujours soin d'étendre, de varier et de renverser l'expérience. Celui qui aimait à répéter cette
virile prière attribuée à Aristote : *nudus veni, du-
bius vixi, quo vadam nescio, ens entium miserere
mei*, n'était certes pas homme à contresigner un
miracle et à prêter à une imposture l'autorité de
son nom. Qu'on n'allègue pas qu'il ne nomme
point ses malades : il fait comme les observateurs
de nos jours qui les désignent discrètement par
une lettre de l'alphabet ou par leur prénom. Il
avait même des raisons plus pressantes que le motif de discrétion d'en agir ainsi : dans le peuple et
dans l'entourage des malades, catalepsie c'était
possession du diable et la transposition des sens
ne pouvait que confirmer ces préjugés. On était
souvent tout prêt à remplacer le médecin par
l'exorciseur. Petetin avait des raisons personnelles
de combattre ce préjugé, mais aussi de compter
avec lui et de le ménager dans les familles de ses
malades ; une sienne parente avait été jadis brûlée
à Besançon pour avoir introduit le diable, au
moyen d'un gâteau de miel, dans le corps d'une
jeune fille qu'elle nourrissait par charité. Cette

jeune fille avait été prise de convulsions : judicieusement les juges en avaient conclu que le gâteau de miel avait été le véhicule du démon. Après la Terreur, après le double siège de Lyon, les maladies et les crises nerveuses furent nombreuses à Lyon et fournirent une ample matière aux observations de Petetin, mais on comprend que les familles eussent été fort irritées qu'on imprimât en toutes lettres les noms des malades : pourtant, en dépit de ces susceptibilités et de ces précautions, on voit par la liste des médecins qui furent témoins des faits décrits dans l'*Electricité animale*, qu'il faut prendre le contre-pied des assertions de Richerand.

Communiquer par l'intermédiaire de l'épigastre avec la cataleptique était assez incommode : le procédé fut vite perfectionné, car le docteur s'aperçut bientôt qu'il suffirait de lui parler sur le bout de ses propres doigts en ayant soin de placer l'autre main sur le creux de l'estomac ou même plus simplement sur l'extrémité des doigts de la malade. On put ainsi lui faire entendre de petits concerts qui la ravissaient, en la distrayant de la contemplation du spectacle intérieur : elle entendait même par les orteils de sorte qu'on peut dire qu'elle était tout ouïe, mais non pas tout oreilles. Il était naturel de se demander si d'autres sens que l'ouïe étaient également transportés à l'épigastre : d'ingénieuses expériences révélèrent au docteur qu'elle pouvait également goûter et flairer par le même

moyen et qu'elle reconnaissait exactement les
odeurs et les saveurs, qu'invariablement elle rap-
portait à leurs organes ordinaires. Bien plus, l'organe de la vue était aussi transposé : en glissant
avec précaution sous les couvertures une carte
qu'il tenait enveloppée dans sa main, le docteur fut
stupéfait de voir la physionomie de sa malade
prendre tout à coup une expression d'attention
étonnée et douloureuse et de l'entendre s'écrier :
« *Quelle maladie ai-je donc ? Je vois la dame de
pique.* » Elle reconnut de la même manière toutes
les cartes qui lui furent présentées et lut avec une
parfaite exactitude l'heure qu'il était au cadran
de la montre de son mari.

IV

Si l'*Electricité animale* ne nous offrait que les
phénomènes de transposition des sens et une description plus exacte que celles de tous les médecins
antérieurs de la catalepsie et de ses variétés, description où il serait peut-être possible de distinguer
la léthargie, la catalepsie proprement dite et le
somnambulisme, je n'aurais pas songé à exhumer
cet ouvrage de l'oubli où il est tombé, car ces phénomènes ont été recueillis et exploités dans les
livres des magnétiseurs et leur souvenir, grâce à
eux, ne s'en est point entièrement perdu. Mais il

est extrêmement curieux de constater que notre auteur a parfaitement observé des faits qui paraissent à la fois plus nouveaux dans la science et moins discutables, grâce au contrôle de la science contemporaine. Ces faits sont : les alternances et les dédoublements de la personnalité, la divination ou la lecture des pensées, la suggestion mentale et les hallucinations nommées assez improprement négatives.

L'iconographie photographique de la Salpêtrière nous a, par exemple, familiarisés avec un phénomène qui dut sembler bien étrange au premier qui l'observa et qui me paraît être le docteur Petetin, je veux dire l'interruption automatique d'une phrase commencée, puis reprise mécaniquement au moment où l'accès finit, et l'oubli au réveil de tout ce qui s'est passé pendant l'accès et qui renaît dans la mémoire à l'accès suivant, ce qui constitue l'essentiel de ce qu'on appelle aujourd'hui la condition seconde et l'alternance des personnalités. Un jour la malade demande au docteur *s'il ne lui permettrait pas une boule d'étain remplie d'eau sous les pieds ; qu'elle éprouvait...* A ce mot, un mouvement convulsif des bras, précurseur de l'accès, interrompt brusquement la phrase commencée ; la malade n'est bientôt plus « qu'une statue de glace » ; la crise dure longtemps et le docteur en profite pour faire de nombreuses expériences sur le transport du sens du goût ; enfin la malade qui a toujours le bras en l'air et légèrement fléchi le laisse tomber sur ses genoux, ouvre les yeux sans le moindre étonnement et dit à haute voix.... *un grand froid par tout le corps ; cette boule ne saurait avoir les inconvénients du charbon allumé*. C'était la fin de la phrase interrompue plusieurs heures auparavant. Ces concerts qui faisaient un si grand plaisir à la malade pendant ses accès étaient absolument oubliés à l'état normal, mais elle en avait le souvenir très net pendant l'accès suivant et demandait avec instance qu'ils fussent continués, reconnaissant parfaitement la voix de sa sœur que son frère accompagnait sur la flûte. Une autre malade « durant ses crises écrivit deux fois à sa mère des lettres du style le plus suivi et d'un caractère très lisible, sans être cependant aussi bien formé qu'à l'ordinaire. La crise ayant cessé à la seconde lettre, avant que l'adresse y fût mise, on la sortit de devant elle ; la crise revenue deux heures après, Aimée réclama sa lettre pour y mettre l'adresse. » La loi de l'alternance des mémoires est excellemment formulée dans le mémoire de 1787 : « Si vous interrogez la malade sur ce qu'elle a dit ou fait dans son sommeil, elle n'en conserve pas le plus léger ressouvenir ; attendez un nouveau sommeil pour lui faire les mêmes questions, tout est aussi présent à sa mémoire que s'il n'avait existé aucun intervalle entre les deux sommeils. »

Si l'on analyse l'état de conscience qui correspond aux accès et constituent une sorte de condition seconde, on découvre le triple caractère suivant : souvenir parfait de ce qui s'est passé pendant les accès précédents et oubli des phases intermédiaires ; perception très avivée du corps propre et de ses divers organes internes et externes ; exaltation de l'imagination qui fait de la malade une hallucinée, une voyante et lui permet de prédire avec une assez grande exactitude la fin de l'accès et le retour de l'accès suivant. Le corps de la malade semble devenu en quelque sorte translucide : elle parle anatomie comme un médecin, sans qu'on puisse voir toutefois dans ce fait bizarre autre chose qu'une réminiscence plus nette des connaissances anatomiques qu'elle pouvait avoir à l'état normal. Quand elle pressent un accès de surdité, elle déclare qu'une sorte d'obscurité se répand sur l'organe de l'ouïe et qu'elle cesse de le percevoir intérieurement : « Je ne vois plus mes oreilles, dit-elle, une ombre me les cache. » Vainement d'ailleurs le médecin s'efforce de la faire raisonner sur la métaphysique et sur la médecine : ses réponses ne prouvent qu'une solide instruction et beaucoup d'esprit sans témoigner d'aucune lumière nouvelle et spéciale. C'est ainsi qu'elle déclare que la médecine est un bel art parce que *le ciel éclaire ses succès et la terre couvre ses bévues.*

« Avant l'étonnante maladie dont je suis attaquée, dit la malade pendant un accès, je me mêlais, comme beaucoup d'autres, de donner des conseils en médecine, et de les accompagner de recettes que je croyais infaillibles ; j'avais enfin plus de confiance à mes lumières qu'à celles de nombre de médecins dont je m'avisais de censurer les avis. Ah ! je vous jure de jeter au feu toutes mes recettes lorsque je m'éveillerai ; ce que je vois distinctement au dedans de moi, me déconcerte et m'épouvante ; il est impossible que l'œil du médecin puisse pénétrer jusque-là ; et si, pour exercer son art, il faut qu'il connaisse la cause de tous ces prodiges, je vous avoue de bonne foi que je ne saurais y croire. »

Supposons, disait encore notre cataleptique métaphysicienne, que l'âme d'une Allemande prenne la place de la mienne : « elle aurait comme la mienne la faculté de penser ; mais les signes dont je me sers pour exprimer mes idées lui étant absolument inconnus, elle ne pourrait les employer à manifester les siennes ; et toutes celles attachées aux signes que je tiens dans ma mémoire seraient perdues pour elle parce qu'elle ne saurait en trouver la clef..., elle serait obligée de recommencer son instruction ou de retourner dans son premier domicile. » Voilà une fort bonne description de la « condition seconde », seulement ce n'est pas l'âme, c'est son domicile, le cerveau, qui a changé et qu'elle ne reconnaît plus. Un instant même le médecin put croire avec l'entourage de la malade qu'elle avait le don de la vision à distance et à travers les corps opaques : pourtant sur la vision à distance, il resta absolument sceptique et sur la vision à travers les corps opaques, il demeura perplexe sans pouvoir décider s'il y eut vision ou divination, suggestion, bien qu'il inclinât visiblement pour la première hypothèse. Une scène bizarre éveilla sur ces deux points son esprit critique : la malade *vit* un jour très distinctement le mariage d'une de ses amies à Genève, contrat chez le notaire, cérémonie au temple, paroles des parents et des mariés, attitudes et pensées des invités, rien ne manquait à la vision, pas même le trait final, l'entrée dans la chambre nuptiale, *la bougie est éteinte, je ne vois plus rien* ; or, bien que chaque détail se détachât avec un relief saisissant et que les assistants fussent convaincus de la réalité du fait, il se trouva faux d'un bout à l'autre. Quant à la vision à travers les corps opaques la malade ne fut jamais trouvée en défaut, mais le docteur découvrit bientôt un phénomène tout nouveau qui aurait dû l'éclairer sur ce point, celui de la lecture des pensées et des suggestions.

D'abord il constata un phénomène d'attraction d'un genre inattendu et qui n'est peut-être que la suggestion par gestes : « Si l'on plaçait une main sur celle de la malade et qu'on l'élevât lentement, celle-ci la suivait, et s'arrêtait quand l'autre suspendait ses mouvements ; la malade était-elle assise, elle ne manquait jamais de se lever pour obéir à la main qui la dirigeait impérieusement. » Il ne restait qu'un pas à faire pour découvrir la suggestion mentale et ce pas fut fait : « O prodige inconcevable ! formait-on une pensée sans la manifester par la parole, la malade en était instruite, et exécutait ce qu'on avait intention de lui commander, comme si la détermination fût venue d'elle-même ; quelquefois elle suppliait de suspendre l'ordre mental ou de le révoquer, quand ce qu'on lui prescrivait était au-dessus de ses forces ou qu'elle était fatiguée. » Ce texte ne laisse rien à désirer comme clarté : l'école de Nancy n'a pas mieux décrit la suggestion et nous sommes aujourd'hui encore obligés de nous écrier comme notre docteur , ô prodige inconcevable ! Et qu'on ne croie pas qu'il glisse sans appuyer ou qu'il n'a pas la pleine conscience des conséquences de sa découverte en psychologie pour le libre arbitre, en morale pour la responsabilité. Il est lui-même déconcerté et comme effrayé et semble pressentir le livre de M. Liégeois sur la suggestion criminelle : « Combien, dit-il, cette découverte de la communication de la pensée par le simple contact entre la cataleptique et celui qui la conçoit, ou même sans contact, pourvu qu'on ne soit pas trop éloigné, m'a causé d'agitations et d'insomnies ! »

Sur ce thème des suggestions, nos hypnotiseurs contemporains ont exécuté toutes sortes de variations, mais Petetin avait déjà trouvé la plus brillante de toutes, je veux parler de la suggestion ou de l'hallucination négative. On sait qu'elle consiste essentiellement à faire disparaître du champ de la perception une personne ou une chose : d'un homme on peut ne laisser subsister que le chapeau qui paraît alors au patient suspendu en l'air et saluer tout seul. S'étant aperçu qu'une de ses malades (2ᵉ observation) supportait avec un extrême déplaisir la présence d'un médecin qu'il avait amené avec lui, il eut l'idée de le rendre invisible : il suffisait pour cela que ce médecin tînt à la main un chandelier garni d'une chandelle allumée. Tout spectateur qui prenait ou posait ce chandelier pouvait ainsi disparaître ou reparaître et Petetin lui-même, au grand étonnement de la malade, lui disait : « Convenez, Madame, que je suis sorcier, puisque je me montre et disparais à volonté. » Elle souriait, mais tout à coup, à la vue du médecin étranger, son visage prenait l'expression de la tristesse et du mécontentement : alors le visiteur importun reprenait le chandelier et disparaissait à ses yeux : « Je lui fis signe de retirer sa main du chandelier, qui était posé sur une table près de laquelle il était assis ; il ne l'eut pas plutôt quitté que toute la gaieté de Mme de Saint-P... s'évanouit ; elle prit un air souffrant, et mon confrère qui s'en aperçut se retira. »

Très préoccupé de recherches expérimentales sur l'électricité et d'une théorie personnelle qu'il avait fort à cœur, mais dont je n'ai pas à m'occuper ici, Petetin, ne pouvait oublier d'expérimenter en employant l'électricité et l'aimant : l'emploi de l'électricité est même son principal moyen curatif et son arsenal thérapeutique renferme d'abord une bouteille de Leyde et une machine électrique. C'est au médecin de juger si son traitement est rationnel et efficace : en tout cas, il n'était pas aussi nouveau que les théories qu'il professait sur la catalepsie. Ce qu'il importe de noter ici, c'est que l'interposition d'un corps mauvais conducteur comme une plaque de verre ou un fil de soie suspendait invariablement l'usage de l'ouïe, de l'odorat et du goût transportés à l'épigastre ; c'est ainsi que l'aimant exerçait une action très curieuse et qui peut intéresser ceux qui s'occupent de la métallothérapie. En présentant à trois ou quatre pouces de l'épigastre d'une de ses malades (3ᵉ variété) le pôle sud ou le pôle nord d'un aimant, l'effet produit changeait totalement de nature : soulagement immédiat quand c'était le pôle sud, crises et convulsions quand c'était le pôle nord. Dans le premier cas la malade décrivait sa sensation comme produite par un fluide lumineux, dans le second cas comme produite par une flamme plus vive et brûlante. On sait que l'aimant est encore employé dans les expériences d'hypnotisme et que M. Ochorowicz a donné le nom d'hypnoscope à un aimant d'une forme particulière qui lui sert à découvrir la sensibilité hypnotique.

V

« Je prie d'observer que je voyage dans un pays inconnu, environné de prodiges ; et j'aime mieux hasarder un raisonnement qui me conduise à un but quelconque, que de leur prodiguer une admiration stupide. » Ces paroles montrent assez que notre auteur ne s'est pas tenu scrupuleusement à la constatation des faits ; il formule des hypothèses, il hasarde des conjectures ; c'est un médecin doublé d'un psychologue et nous aurions tort, dans cette rapide étude, de dédaigner ses explications psycho-physiologiques. Toutefois les faits observés resteront le principal titre de gloire de Petetin et ils devaient paraître à son époque si extraordinaires qu'il n'y a rien d'étonnant à ce que son livre soit tombé dans l'oubli. Son éditeur, rappelant les découvertes alors récentes du paratonnerre et des aérostats, remarque très bien que si Franklin eût dit : *Hommes, écoutez-moi, j'ai le pouvoir d'attirer la foudre du ciel ; je puis la forcer à tomber sur le point de la terre qu'il me plaît de choisir et en garantir les édifices*, et que si Montgolfier se fût écrié : *Hommes qui rampez, apprenez qu'avec un réchaud sous mes pieds et quelques aunes de toile, je puis m'élever avec de très grands fardeaux, au plus haut des airs*, on aurait proposé, sans attendre les expériences, de mettre les inventeurs aux Petites-Maisons. Ici les expériences ne pouvaient pas être renouvelées aisément : la partie était donc belle pour les sceptiques et les railleurs.

Convenons tout de suite que dans ses tentatives d'explications, notre auteur abuse un peu de son électricité animale, proche parente des esprits animaux du XVIIᵉ siècle et du fluide nerveux du XIXᵉ, mais également hypothétique. On aurait tort toutefois, surtout depuis les belles recherches de Du Bois-Reymond sur l'électricité des nerfs, de lui en faire un crime. Il est certain que s'il existe un fluide unique, agent vital, qui dans l'organe de l'ouïe sert à entendre, à savourer dans l'organe du goût, à voir dans l'organe de la vue, on peut supposer que ce fluide concentré à l'épigastre peut encore y manifester ses propriétés sensorielles, mais ce n'est là qu'une simple supposition qui n'est pas même explicative. Aussi notre auteur incline-t-il à croire que ses malades sont les jouets d'illusions sensorielles ou d'hallucinations du sens intime semblables à celles des amputés. Nous percevons constamment notre propre corps, mais par des impressions confuses et, comme dit notre psychologue, « l'âme ne peut avoir tout au plus que la conscience des parties de la vie organique, sans les connaître, ni les juger ». Le sens interne du corps propre est donc sujet à d'étranges aberrations : des impressions fort distinctes lui arrivent confuses et défigurées. Au contraire, quand il s'agit des objets extérieurs nos sens deviennent des instruments presque infaillibles d'analyse et de distinction : « L'âme a plus que la conscience des objets ; elle les voit, les touche, les goûte, les entend et les juge. » La plus ou moins grande précision dans la perception de notre propre corps est donc la cause de nos erreurs : au moment où l'organe de l'ouïe cesse d'être perçu par la conscience, où la perception que nous en avons s'obscurcit et se voile, les sons ou du moins la localisation des sons cesse d'être possible et si l'audition subsiste le patient sera porté à la situer dans une autre partie de son corps, la plus sensible et pour ainsi dire la plus vibrante. « La malade, dans un de ses accès, montre beaucoup d'inquiétude ; elle me dit : *Je serai sourde, en m'éveillant, à ne pas entendre Jupiter tonner ; et cette infirmité ne cessera que demain après l'accès du matin ; Dieu veuille encore qu'elle ne soit pas remplacée par une autre !* — Comment voyez-vous cela ? — Parce que je ne vois pas mes oreilles et qu'une ombre me les cache. — Pourquoi jugez-vous que cette surdité subsistera vingt-quatre heures ? — Je le sens et ne peut le définir. — Y aurait-il quelque moyen pour prévenir ou dissiper plus tôt cet accident ? — Je le crois, mais je ne le connais pas. »

Petetin rappelle souvent l'exemple des amputés : un curé amputé d'une jambe suppliait qu'on lui mit un emplâtre sur le pied qu'il n'avait plus, mais où il souffrait cruellement de la goutte. N'oublions pas que la perte d'un sens donne plus d'activité aux autres : de la suppression de toute communication avec le dehors il résulte pour la cataleptique une perception vive de son propre corps qui nous étonne et nous émerveille, car elle semble tout à coup devenir anatomiste, physiologiste, médecin, en dépit de son ignorance. De là des intuitions soudaines, des calculs spontanés, des points de repère inconnus pour mesurer le temps qui s'écoule, des souvenirs latents qui s'éveillent, des prévisions qui ressemblent à des prédictions. Notre pensée toujours distraite par nos sens marche ou se traîne ; celle du malade court, vole, illumine comme d'un éclair tout l'horizon de ses souvenirs : avec du présent elle fait du passé et de l'avenir. Les signes qui nous échappent, elle les perçoit et les interprète avec une sûreté et une subtilité qui nous déconcertent : bien plus, elle vit notre vie et pense notre pensée. « Je serais tenté de croire, dit Pététin, qu'un cataleptique et son médecin ne forment plus qu'un même individu, si celle-ci n'opposait quelquefois à son influence le pouvoir qui naît de sa volonté. » Mais ce pouvoir est précaire et borné : sous l'influence de la suggestion la malade réalise le type de l'esclave, selon la définition d'Aristote ; il devient vraiment « l'homme d'un autre homme ».

Comment s'établit cette harmonisation de deux cerveaux devenus solidaires et presque identifiés, nous l'ignorons en grande partie et le fluide électrique ne nous éclairera guère, mais c'est un fait indéniable qu'elle s'établit. « Si, par exemple, le cerveau de Pierre se modifiait comme celui de Jean, lorsqu'il réfléchit que deux et deux font quatre, il est incontestable que Pierre porterait à l'instant le même jugement, par la raison que les effets physiques étant les mêmes, les opérations morales qui

leur sont unies devraient nécessairement être semblables : or c'est ce que nous éprouvons tous lorsque nous entendons une leçon d'arithmétique ; nos
cerveaux se modifient exactement comme celui du
maître à l'instant où il parle, ou tout le fruit de la
leçon est perdu pour nous. » L'éducation n'est donc
qu'une sorte de suggestion continuée et systémati-
sée : on l'a dit de nos jours, mais on voit que si
c'est un paradoxe, il n'est pas nouveau.

Personne n'a analysé avec plus de bon sens et
de profondeur le plus célèbre cas historique de
suggestion, ou, sous son nom ancien, de possession. « Les possédés de Loudun, dit excellemment
notre docteur, n'étaient sans doute que des reli-
gieuses qui tombaient en catalepsie et que Urbain
Grandier fut accusé d'avoir ensorcelées. Des prêtres fanatiques, méchants ou imbéciles, chargés de
les interroger en langue latine, en obtinrent, dit-
on, dans cet idiome, des réponses qu'ils avaient
présentes à l'esprit, et leur faisaient eux-mêmes
parvenir en communiquant à leurs cerveaux les
modifications qu'elles excitaient dans les leurs. »
La science moderne n'a rien à ajouter à cette explication aussi lumineuse que précise. C'est que
Petetin a discerné avec un tact exquis du vrai ce
qu'il y a d'essentiel dans la suggestion : celui qui
la subit ne sait pas qu'il la subit ; il croit agir et,
pour parler comme Malebranche, il est agi. Il ne
se sent pas violenté : sa détermination apparaît à
sa conscience comme spontanée et volontaire et,

comme le dieu des scolastiques, il ne prévoit pas,
il voit son action. La suggestion c'est en quelque
sorte du temps économisé ou anéanti : le conseil
et l'exemple, si persuasifs qu'ils soient, ne per-
suadent qu'avec le temps, tandis que la suggestion
c'est l'instantané et partant l'irréfléchi dans l'imitation. Si l'on ne retient des descriptions de la catalepsie que le caractère que les auteurs appellent
flexibilitas cerea, qui fait des cataleptiques des
mannequins de peintre que l'on plie dans tous les
sens ou des statues de cire molle que l'on pétrit à
volonté, on peut dire que l'état suggestif est une
catalepsie de la pensée, des sensations et des mouvements.

Voici d'ailleurs la définition que Pététin croit
pouvoir donner de la catalepsie hystérique, définition fondée sur l'observation des sept principaux
cas qu'il lui fut donné d'étudier à fond : *abolition
réelle des sens, et apparente de la connaissance et
du mouvement, avec transport des premiers ou de
quelques-uns d'entre eux dans l'épigastre, à l'extrémité des doigts et des orteils ; et, pour l'ordinaire, disposition de la part des membres à recevoir et à conserver les attitudes qu'on leur donne.*
Il ajoute qu'alors le cerveau, la moelle allongée et
la moelle épinière, bien loin d'être dans un état
d'inertie, « sont doués de la plus grande activité et
du plus haut degré d'excitement par la réaction du
sens interne qui transmet à l'âme des impressions
assez vives pour lui faire apercevoir les organes

des différentes cavités, distinguer leurs formes individuelles, comme le sens de la vue dans l'état de santé lui montre les organes extérieurs, et les objets entièrement séparés du corps qu'elle anime. » D'où vient donc, en temps ordinaire, la confusion des impressions vitales et l'obscurité des données du sens du corps ? « J'entends, dit-il, par *sens interne* celui qui se compose de l'impression que toutes les parties de la vie organique font sur le *sensorium*. Les nerfs conducteurs de cette impression sont ceux de la sixième et de la huitième paire. » De ce que les nerfs de la sixième et de la huitième paire, qui sont les conducteurs des impressions du *sens interne*, forment, en sortant du cerveau, des ganglions qui les mettent en communication avec d'autres nerfs et surtout les intercostaux ; d'où il résulte que cette impression arrive au *sensorium* affaiblie, confuse et mélangée et que l'âme, selon la très juste expression de Petetin, ne peut avoir tout au plus que la conscience de l'existence des organes intérieurs sans les connaître ni les juger ; ajoutons, sans pouvoir traduire par un langage approprié cette connaissance d'un genre si nouveau, puisque le langage ordinaire traduit toujours les perceptions sensorielles ou leurs images et que les sens sont les instruments d'analyse et d'abstraction qui ont permis de créer ce langage.

Si l'auteur ingénieux et érudit de l'*Automatisme psychologique* eût connu l'*Electricité animale*, nul doute qu'il eût cité avec honneur Petetin parmi tant d'autres médecins dont son érudition patiente et très bien informée recueille les témoignages. C'est lui, par exemple, qui, le premier, semble avoir connu le moyen si souvent employé par M. Pierre Janet, de dissiper un accès en soufflant sur la figure et dans le nez de la malade : tout d'abord il aspirait fortement et dans beaucoup de cas inutilement. Qu'on ne dise pas que la découverte est de maigre importance : « Ce moyen très simple, dont les effets sont aussi évidents que la cause en est cachée, fut certainement employé jusqu'à l'entière disparition des accès ; et je puis dire, sans crainte de me tromper, qu'il a été le secours le plus efficace pour dompter cette espèce de catalepsie qui n'est pas toujours sans danger. » Si l'on se décidait à rendre l'ouvrage accessible, en en donnant une nouvelle édition, les médecins pourraient nous dire ce que vaut l'hypothèse de Petétin sur les causes de la paralysie momentanée des organes des sens dans la catalepsie : ce serait la compression de leurs nerfs à la base du crâne par les artères qui les enveloppent en totalité ou en partie et qui sont elles-mêmes gonflées par un afflux sanguin du cœur au cerveau. Supposons que des spasmes et des convulsions se produisent : la respiration est suspendue, le retour du sang de la tête au cœur se trouve intercepté, « il reflue dans les *sinus* et décide l'accès » ; mais des convulsions violentes ne sont pas toujours nécessaires, et une surprise légère, une attention trop soutenue suffisent quel-

quefois pourvu que l'acte de la respiration soit
momentanément suspendu : alors les accès peuvent
être très courts ou incomplets. Les preuves qu'il
donne à l'appui de son hypothèse sont nombreuses, mais d'inégale valeur : ainsi quand il suppose
que l'insufflation « établit une chaîne de communication entre la tête et l'estomac », il est visible
qu'il songe un peu trop à son *deus ex machina*,
l'électricité.

VI

Un grand débat s'est élevé de notre temps entre
deux écoles d'hypnotisme, l'école de Paris et
l'école de Nancy. D'après les doctrines de la Salpêtrière l'état hypnotique ne peut se développer
que chez les hystériques ou chez les sujets prédisposés à l'hystérie. Il constitue une véritable *névrose*, c'est-à-dire une maladie nerveuse, qui comprend trois états, ayant chacun des caractères
apparents. Le premier est l'état *léthargique* : il
s'obtient par la fixation prolongée des yeux du
sujet ou par la compression légère des globes ocu-
laires sous les paupières abaissées ; il se caractérise par l'apparence d'un sommeil profond, la
résolution complète des membres, l'immobilité de
la peau, l'abolition de la vie intellectuelle. Le second est l'état *cataleptique* : les membres déplacés,
soulevés en l'air, fléchis, étendus, abaissés, gar-
dent longtemps l'attitude qu'on leur a imprimée,

comme les membres d'une poupée articulée ; les
yeux sont ouverts, le regard est fixe ; la vie intellectuelle n'est pas complètement abolie et certains
sens conservent, du moins en partie, leur activité ;
d'où la possibilité de suggérer des impulsions au-
tomatiques et de provoquer des hallucinations. Le
patient passe de la léthargie à la catalepsie par le
simple soulèvement de ses paupières et, si un seul
œil est ouvert, le côté correspondant entre seul en
catalepsie, l'autre restant en léthargie. La léthargie n'est pas l'antécédent indispensable et la catalepsie qui peut aussi se produire primitivement sous
l'influence de l'ébranlemnt nerveux provoqué par
une lumière vive ou un bruit violent. Le troisième
état est le *somnambulisme*. On transforme la léthargie ou la catalepsie en somnambulisme, soit
par pression ou friction sur le sommet de la tête,
soit par des excitations sensorielles faibles, répé-
tées et monotones. Les traits caractéristiques de ce
troisième état sont l'occlusion des yeux, la résolution musculaire, l'insensibilité de la peau, l'activité partielle des sens, quelquefois l'hyperacuité
ou le développement exagéré et anormal de tel ou
tel sens. La vie intellectuelle subsiste ; le sujet est
docile aux suggestions ; par la parole on peut lui
suggérer des mouvements, de la paralysie, des
troubles sensitifs (chaleur, froid, douleur), des
troubles sensoriels (cécité, surdité), toutes sortes
d'illusions et d'hallucinations, enfin des actes infiniment variés comme de marcher, de danser, et

des émotions diverses et presque contraires, comme
la frayeur, la colère, l'ivresse. Toutes suggestions
qui peuvent soit se réaliser immédiatement, soit
n'être données qu'avec l'ordre exprès de ne se réaliser qu'à brève ou à longue échéance, *post-hypno-
tiques*, puisqu'elles ne produisent leurs effets visibles après que le sommeil artificiel a cessé.

Telle est, en résumé, l'ensemble du tableau morbide tracé par Charcot et la Salpêtrière. L'école
de Nancy est en contradiction sur un grand nombre
de points avec l'école de Paris. Et d'abord, l'hypnotisme n'est pas exclusivement dévolu aux hystériques et aux névropathes. Il peut se produire chez
la majorité des sujets sains de corps et d'esprit :
ce n'est pas une *névrose*, c'est un *état physiologique* et les phénomènes qui le caractérisent peuvent
être obtenus chez certaines personnes dormant du
sommeil naturel. Ensuite les trois phases de la
Salpêtrière, avec leurs caractères différentiels,
sont imaginaires, n'existent pas : l'hypnotisme de
la Salpêtrière est un hypnotisme de culture, d'en-
traînement, résultat d'une clinique influencée et
déformée par l'esprit de système. Autrement dit, les
sujets ne les réalisent successivement et pour ainsi
dire méthodiquement que lorsqu'ils savent qu'ils
doivent les réaliser ; c'est, chez eux, phénomènes
d'auto-suggestion, c'est l'*idée* de la série des phénomènes introduite dans leur cerveau par la parole, par l'imitation, par la suggestion consciente
ou inconsciente que déroule cet enchaînement de

manifestations. En réalité chaque état peut être produit directement, primitivement. Et tout le mécanisme hypnotique se résume dans un seul mot : suggestion ou, si l'on veut, idéation. L'hypnose même, ou l'état hypnotique, n'est pas nécessairement un sommeil ; en dépit du nom tiré du grec, ne l'appelons pas un « sommeil provoqué », puisque tous les phénomènes qui le caractérisent peuvent être obtenus sans sommeil. Chez un bon sujet, à l'état de veille parfaite, on peut, par affirmation forte, produire de la paralysie, de la contracture, de la catalepsie, de l'anesthésie, créer des suggestions passionnelles ou actives. On peut même suggérer à brève ou à longue échéance des crimes, non de simples crimes de laboratoire, pour la galerie, mais des crimes véritables, extorsion de fonds, faux témoignages, assassinats et cela, chose effrayante, en abolissant chez le sujet par une contre-suggestion, le souvenir même de la suggestion. C'est l'idée, toujours l'idée (dont les passes et autres procédés d'hypnotisation ne sont que les véhicules et les symboles), qui devient mouvement, qui devient sensation, qui devient image, qui devient action et même action en apparence voulue, délibérée, car le sujet se crée après coup des raisons et des motifs de son action pour se rendre compte de lui-même à lui-même.

Rangerai-je Petetin dans l'école de Paris ou dans l'école de Nancy ? Cette enrégimentation rétrospective n'aurait pas grand intérêt ni grande

portée : je le crois plutôt nancéen que parisien ;
mais la vérité, c'est qu'il est lyonnais. J'ai voulu
seulement mettre en évidence un des éléments d'intérêt et d'instruction de ses travaux ; comme ils
sont bien antérieurs à ces disputes d'écoles et qu'ils
nous montrent l'hypnotisme, comme dirait un
chimiste « à l'état naissant », ils sont éminemment
propres à départager les contendants et à mettre
d'accord les obstinés plaideurs. C'est aux spécia-
listes de la médecine et de l'hypnotisme à les approfondir pour en faire sortir, s'il est possible,
l'accord désiré et une réconciliation scientifique
entre des chercheurs d'égale bonne foi et d'égale
pénétration : ce sont des témoins véridiques et qui
n'ont point été influencés. Il est certain que ces
rapprochements, outre leur intérêt historique,
prouveraient jusqu'à l'évidence ce que dit Flourens de l'étude des médecins aliénistes, les Pinel
et les Esquirol, disciples de la philosophie, élèves
idéologiques de Condillac : « Ce que l'homme aurait le plus d'intérêt à étudier et ce qu'il étudie le
moins, c'est la mesure de sa raison. Il ne sait ni
combien cette raison est puissante, ni combien elle
est fragile. Le premier philosophe (et c'est Descartes) qui a démontré à l'homme toute la force de
la raison humaine, a fait beaucoup pour la grandeur de l'esprit humain. Le physiologiste qui con-
vaincrait l'homme de toute la fragilité de la raison
humaine, ferait plus encore pour le bonheur de
l'humanité. »

VII

Petetin avait eu le juste pressentiment du sort prochain qui attendait ses travaux : « Lorsque je publiai mon Mémoire (le *Mémoire* de 1787) sur la découverte des phénomènes physiques et moraux que voile la catalepsie hystérique, et qui en sont des accidents inséparables, je regrettai sincèrement d'en manifester la connaissance dans un temps où tous les esprits étaient occupés du *magnétisme animal* et de ses effets merveilleux : il m'était facile de prévoir qu'on les confondrait avec les *Crisiaques* ; qu'on assimilerait mon ouvrage aux écrits nombreux de Mesmer et de ses disciples ; qu'il subirait le même sort et tomberait dans l'oubli. L'événement n'a que trop justifié mes craintes à cet égard ; mais l'intérêt de l'humanité, celui de la vérité, me commandent un nouvel effort pour rappeler l'attention sur les faits qui y sont contenus. » Compatriote de Laurent de Jussieu qui, comme on sait, refusa de signer le rapport qui condamnait sans restriction les recherches des magnétiseurs, il croit comme lui que tout n'est pas illusion ou imposture dans ces recherches. Sa position est des plus délicates : d'un côté, il n'admet pas les conclusions de ceux « qui ont fraudé le magnétisme » sans faire pour sa part d'expresses réserves ; d'autre part, il demeure persuadé que le magnétisme ne produit les phénomènes extraordinaires qu'on en raconte qu'en déterminant la catalepsie et plus fréquemment le somnambulisme « qui n'en est, dit-il, qu'une variété ». Rien d'étonnant dès lors si les crisiaques présentent une partie des phénomènes qu'il a observés chez ses malades. Les moralistes distinguent le courage civil et le courage militaire : il existe une troisième forme du courage, c'est le courage scientifique, car il n'est pas d'une espèce pusillanime d'oser annoncer des faits nouveaux et extraordinaires qu'on prévoit devoir être taxés de chimériques et d'impossibles. *Pététinades !* c'est le terme dédaigneux dont les bons confrères de notre docteur caractérisent ses découvertes dans les pamphlets du temps. Mais qu'est-ce que l'impossible dans le domaine de l'expérience, sinon ce qui nous paraît en contradiction avec les lois de la nature et qu'est-ce qu'une loi de la nature sinon l'expression abrégée et réduite en formule des faits déjà observés, l'ordre régulier et uniforme dans lequel se rangent dans le temps et dans l'espace un certain nombre de phénomènes ? Nous appelons impossible, en dehors des sciences mathématiques, tout simplement ce qui offusque nos convictions, gêne nos croyances, contrarie nos préventions, contredit nos préjugés. Ajoutons, puisque nous avons parlé des moralistes, que Petetin est un curieux exemple de l'utilité qu'on peut retirer de ses ennemis : ce sont ses adversaires, les magnétiseurs, qui nous nous ont conservé le souvenir de ses travaux.

« Nous sommes si éloignés de connaître tous les agents de la nature et leurs divers modes d'actions, a dit Laplace, qu'il serait peu philosophique de nier l'existence de phénomènes, uniquement parce qu'ils sont inexplicables dans l'état actuel de nos connaissances. » Malheureusement tous les novateurs et toutes les extravagances peuvent se prévaloir de cette formule générale et s'abriter de cette autorité. Ce qui tranche le débat en faveur de l'auteur de l'*Electricité animale*, c'est l'expérience : la science moderne a vérifié à peu près toutes les assertions positives et expérimentales de son livre, et il n'est que légitime de supposer que de nouvelles et plus profondes recherches, peut-être un hasard heureux lui donnera raison sur les faits encore douteux, par exemple sur les phénomènes si mal nommés de transposition des sens. Je ne parle pas des explications hypothétiques de l'auteur ; toutefois elles ne manquent ni de sens ni de profondeur et prouvent toujours que notre savant médecin était doublé d'un psychologue très fin et très pénétrant.

A Lyon surtout, ville à la fois très positive et très mystique, les découvertes de Petetin, célèbre dans toute la région, président de la *Société médicale*, ne pouvaient manquer de faire grand bruit : M. Renan nous apprend qu'au dernier siècle les Lyonnais élevèrent un temple à Cagliostro et l'on sait que le plus ardent et le plus spirituel défenseur de Mesmer fut l'avocat Bergasse, d'origine lyon-

naise. Dans quelle mesure ce mouvement scientifique lyonnais (un bon tiers des membres de la
Société de médecine étaient, disent les pamphlets
du temps, partisans de Mesmer) détermina-t-il
Laurent de Jussieu à refuser sa signature au fameux Rapport de la *Société royale de Médecine* et
à publier à ses risques et périls un rapport personnel où il admet explicitement « la possibilité
ou l'existence d'un fluide ou agent qui se porte de
l'homme à son semblable, et exerce parfois sur ce
dernier une influence sensible », fluide qu'il semble
assimiler non à l'électricité, mais à la chaleur ?
Cette recherche dépasserait le cadre de cette étude :
remarquons seulement qu'il y eut en quelque sorte
à la fin du siècle dernier une école lyonnaise de
magnétisme ou d'hypnotisme. Il est certain que
Laurent de Jussieu, invoqué comme autorité à la
fois par les magnétiseurs et par leurs adversaires,
tient dans la science de l'hypnotisme une position
absolument semblable à Petetin. Un autre lyonnais célèbre, A.-M. Ampère, semble devoir beaucoup à Petetin : j'ai retrouvé et publié un discours
inédit, leçon d'ouverture de son cours de physique
à l'Ecole centrale de Bourg, qui date de 1804, l'année même où Petetin donnait ses soins à la femme
d'Ampère mourant et où le physicien eut souvent
l'occasion de s'entretenir avec lui de leur préoccupation dominante l'*Electricité :* ce discours annonce en quelque sorte les découvertes futures
d'Ampère en électro-dynamisme. Ampère resta

toute sa vie un adepte convaincu du magnétisme, en dépit des railleries de son ami Arago qui n'y voyait « qu'une branche de l'art de l'escamoteur ». Les convictions d'Ampère étaient fermes et invétérées : elles dataient de sa première jeunesse et s'étaient formées à Lyon. Arago regretta plus tard ses railleries et fit amende honorable à la mémoire de son ami dans une déclaration par laquelle il convient de finir : « Je remarquerai que nier *à priori* est aussi de la théorie ; que les théories négatives sont même les plus condamnables, puisqu'elles ne provoquent aucun essai, aucune tentative, puisqu'elles placent les esprits dans un état de quiétude, de somnolence, dont la science aurait beaucoup à souffrir. Je ne saurais d'ailleurs admettre qu'il y ait moins d'orgueil à dire comme le Jéhovah des Hébreux, et non pas seulement à l'Océan, mais à la nature tout entière : *Tu n'iras pas plus loin !* »

CHAPITRE VIII

Deux lois psychologiques

Loi de Chevreul, Loi de Charcot (1)

———

I

Chercher dans les écrits des savants des documents physiologiques, telle est la tendance marquée des philosophes de notre temps. Il faut les en féliciter pour deux raisons : la première, c'est que les savants sont moins suspects d'*introspection* et moins sujets aux illusions d'optique interne ; la seconde, c'est que généralement ils emploient dans

(1) A ce *chapitre*, je laisse scrupuleusement la forme de l'*article* qui parut dans la *Revue philosophique* de mars 1884, parce que c'est sous cette forme qu'il reçut une sorte de consécration scientifique par l'approbation sans réserves de Chevreul et de Charcot. Chevreul m'envoya son fils pour me remercier et m'inviter à faire avec lui des expériences sur le *contraste rotatif* des couleurs. Charcot m'écrivit une lettre extrêmement aimable et contresigna ainsi la formule de la loi que je ne donnais qu'avec quelque doute ou hésitation.

l'observation des faits une méthode plus sévère et les soumettent à une critique plus exigeante. S'ils ne prouvent pas toujours ce qu'ils avancent, du moins n'oublient-ils jamais de donner des raisons et de faire un effort non seulement pour persuader mais aussi pour prouver. C'est un avantage qu'ils ont sur beaucoup de psychologues et dont ils sont redevables à leurs habitudes d'esprit. Les théories générales de la science deviennent vite des lieux communs philosophiques : tel philosophe qui lit peu les ouvrages scientifiques se tient au courant, par les revues, des grandes découvertes et des théories en vogue. Ce qui reste ignoré, ce sont les vérités de détail, les recherches précises sur un point particulier. Je me propose d'interroger, sur deux lois psycho-physiologiques de la plus haute importance, deux savants contemporains, M. E. Chevreul et M. Charcot. « Quand je dirais de M. Arago qu'il est un savant européen, je ne le flatterais pas beaucoup. Mais je lui plairai, faiblesse de l'homme, si je dis qu'il est un écrivain supérieur, et je dirai vrai. » Cette piquante réflexion de Cormenin me revient en mémoire à propos de M. Chevreul : je lui plairai et je dirai vrai en rappelant ses titres philosophiques et en avouant sans détour que je le regarde comme un des plus ingénieux psychologues de notre temps. Au surplus, voulez-vous savoir ce que pense de ses travaux philosophiques celui qui s'intitule le « doyen des étudiants de France, » quand il les compare à ses admirables découvertes scientifiques et industrielles ? « Je l'ai dit il y a longtemps et répété souvent : le but de ma vie a été l'étude de la méthode par laquelle l'homme arrive à la connaissance de l'inconnu dans les sciences naturelles plutôt qu'il n'a été de faire des découvertes proprement dites (1). » Et cette déclaration, qu'il avait déjà souvent répétée avant 1854, il y revient dans ses derniers ouvrages, aussi obstiné à affirmer l'importance de ses travaux sur la méthode que les philosophes se sont montrés entêtés à fermer les yeux pour ne pas les voir. « En me livrant à des recherches chimiques, écrit-il en 1877, mon intention principale a été d'étudier comment mon esprit procédait dans la recherche de l'inconnu, et comment, la recherche accomplie, il pouvait avoir la certitude d'avoir trouvé, non l'erreur, mais la vérité (2). » Ce n'est pourtant pas le théoricien de la méthode expérimentale, c'est le psychologue éminent que nous consulterons aujourd'hui. Comment M. E. Chevreul, indépendamment de cette curiosité universelle qui est le trait distinctif des savants de vieille roche, n'aurait-il pas été prédestiné à la psychologie ? Non seulement il fut l'ami d'Ampère, il connut Maine de Biran et prit part, au commencement du siècle, à ces brillantes dis-

(1) *De la baguette divinatoire, du pendule dit explorateur et des tables tournantes*, page 18.
(2) *Étude des procédés de l'esprit humain dans la recherche de l'inconnu*, chap. III, p. 82.

cussions qui devaient régénérer la psychologie française, mais encore tous ses travaux scientifiques le conviaient pour ainsi dire à l'étude du moi et à l'observation intérieure : « Beaucoup de personnes m'ont félicité de bonne foi d'avoir ajouté à ma réputation (de chimiste, bien entendu) en publiant ce qu'elles appelaient mon *livre des couleurs*, et ces personnes ignoraient que ce livre est asbolument étranger à la chimie ; certes, si on leur eût dit qu'il est physiologique et psychologique, qu'il renferme une *esthétique expérimentale* des arts du ressort de la vue, qu'il est terminé par des considérations générales sur les sens... ces personnes se seraient abstenues de louer mon œuvre et auraient, sinon dit, du moins pensé, que le temps passé à traiter de pareils sujets, donné par moi à la chimie, eût été d'un bien meilleur emploi ! (1) » M. E. Chevreul, attaché depuis si longtemps à la manufacture des Gobelins, si préoccupé par conséquent des lois subjectives de l'optique, du contraste simultané, successif, rotatif, des couleurs, ne pouvait négliger l'optique interne ; on trouverait dans ses écrits les matériaux d'une psychologie complète du sens de la vue. Habitué depuis si longtemps, par les préoccupations et les relations de sa jeunesse, par l'ensemble de ses travaux scientifiques et surtout par ce don inné et ce goût décidé de la réflexion et de l'étude de soi, à se regarder vivre,

(1) *Lettres a M. Villemain*, p. 33.

penser, faire des découvertes de génie, il vient de nous donner à quatre-vingt-dix-huit ans une psychologie de la vieillesse remplie d'observations curieuses et toute pénétrée de l'esprit pratique et de la passion des progrès de l'enseignement, qui n'abandonnent jamais l'illustre savant. Je crois que la réputation de M. E. Chevreul comme psychologue ne fera que grandir et qu'il la devra surtout à son curieux ouvrage sur la baguette divinatoire, le pendule explorateur et les tables tournantes. Énonçons d'abord la loi qui s'y trouve démontrée et que nous appellerons *loi de Chevreul* : « *Il se développe en nous une action musculaire qui n'est pas le produit d'une volonté, mais le résultat d'une pensée qui se porte sur un phénomène du monde extérieur, sans préoccupation de l'action musculaire indispensable à la manifestation du phénomène* (1). » Nous verrons que la démonstration de cette belle loi a préoccupé M. E. Chevreul pendant plus de trois quarts de siècle. Aussi a-t-elle acquis, grâce à cette persévérance et à des expériences fort ingénieuses, l'autorité d'une vérité incontestable et vraiment scientifique : elle devrait être depuis longtemps, si je puis parler ainsi, la *loi de Mariotte* de la psychologie.

La loi de Chevreul se trouve heureusement complétée par les récentes recherches de M. Charcot. Non seulement, en effet, l'idée se traduit et s'ex-

____

(1) *De la baguette divinatoire, etc.*, p. 24.

prime pour ainsi dire d'elle-même en équivalent nerveux et musculaire, mais encore la force nerveuse et musculaire est susceptible de redevenir idée, sensation, volition. Il existe ainsi une vraie transformation, une sorte de transmutation du physiologique en psychologique et réciproquement. M. Charcot est arrivé à la psychologie par une toute autre voie que M. Chevreul, l'observation des aliénés. Il n'y a rien là qui doive nous surprendre. Darwin, dans son admirable livre sur l'expression des émotions, a signalé l'étroit rapport qui unit à l'observation des aliénés l'observation de la physionomie et par conséquent l'étude des dispositions intérieures que la physionomie révèle. « Il m'a paru, dit-il, qu'il serait bon d'étudier les aliénés, car ils sont soumis aux passions les plus violentes et leur donnent un libre cours. N'ayant pas l'occasion de faire cette étude par moi-même... je me fis présenter au Dr J. Crichton Browne, qui est chargé d'un immense asile près de Wakefield. Cet excellent observateur, avec une bonté infatigable, m'a envoyé des notes et descriptions étendues, avec des aperçus ingénieux sur plusieurs points, et je ne saurais estimer assez haut le prix de son concours (1). » Avec quel plaisir et quel intérêt Darwin, qui ne semble citer M. Chevreul que d'après Gratiolet et qui fait un grand éloge de l'ouvrage de Duchenne de Boulogne

____

(1) *L'expression des émotions chez l'homme et chez les animaux*, trad. S. Pozzi et R. Benoit, p. 14.

sur le *Mécanisme de la physionomie*, n'eût pas feuilleté et médité l'*Iconographie photographique de la Salpêtrière* (1). Avouons-le toutefois : la formule que nous appellerons *loi de Charcot* ne se trouve pas dans ce recueil et n'y existe qu'en puissance et implicitement. Les auteurs, exclusivement préoccupés de l'observation et de la description des faits, semblent se soucier médiocrement des secrets de la méthode expérimentale qu'ils emploient si bien, et des lois de l'expression des émotions, sur lesquelles ils apportent tant de lumière. Rien de plus légitime que cette préoccupation exclusive : ils parlent en médecins et en savants, non en psychologues ; c'est même, pour la question qui nous occupe, le meilleur gage d'impartialité. Tant mieux s'ils n'ont pas sur la psychologie de système préconçu, si leur siège n'est pas fait. Mais il y a le revers de la médaille : nous sommes condamnés à formuler nous-mêmes la loi qui se dégage de tant d'observations accumulées, et il faut nous résigner si M. Charcot, usant de son droit strict, désavoue une loi à laquelle nous nous permettons d'attacher son nom. Proposons provisoirement la formule suivante : *Tout mouvement imprimé du dehors à nos muscles, toute force nerveuse dégagée dans l'organisme par une excitation étrangère à notre spontanéité détermine une série d'états cérébraux et de modifications mentales*

(1) *Iconographie photographique de la Salpêtrière* (service de M. Charcot), par MM. Bonneville et Regnard.

susceptibles de se traduire par les attitudes et les mouvements expressifs qui habituellement leur correspondent.

II

Revenant en 1877 sur des expériences commencées en 1812, racontées sommairement dans une lettre à Ampère qui parut dans la *Revue des Deux-Mondes* en 1833 et consignées enfin dans un ouvrage définitif publié en 1854, M. E. Chevreul se frappe la poitrine et s'accuse d'une grave faute ou plutôt d'un gros péché d'omission : « Je n'ai pas mentionné dans le principe formulé la condition indispensable des *yeux ouverts* pour que le mouvement musculaire, cause immédiate du mouvement du pendule, s'effectuât, et je me suis borné non à exprimer une erreur, mais à énoncer un résultat incomplet en omettant une cause, la vue sans laquelle le mouvement ne s'exécute pas (1). » Il est donc essentiel de rappeler en quelques mots l'importance capitale que M. E. Chevreul attribue au sens de la vue dans une foule de mouvements musculaires et de faits d'appréciation subjective. M. E. Chevreul avait été très frappé des théories

_____

(1) *Étude des procédés de l'esprit humain dans la recherche de l'inconnu*, troisième mémoire, p. 246.

psychologiques d'Ampère et de Maine de Biran. Sa liaison avec Ampère datait de 1806. Ampère, « supérieur par les connaissances les plus profondes dans les sciences de la philosophie naturelle et par son esprit d'invention à son ami Maine de Biran, celui de tous les hommes dont la philosophie se rapprochait le plus de la sienne », Ampère, très préoccupé, comme son ami, du fait primitif de conscience l'appelait *autopsie* dans un mémoire écrit en 1804, nom qu'il changea bientôt en celui d'*émestèse*, désignant par ce mot le fait psychologique générateur de l'effort interne ou musculaire, la vraie causalité interne, c'est-à-dire la conscience même d'avoir commandé ou voulu. M. E. Chevreul nous avoue qu'il devait attendre près de quatre-vingts ans avant de pouvoir constater sur lui-même le fait mystérieux de l'autopsie ou de l'émestèse : Cependant, en 1839, il écrivait cette phrase profonde : « Le cerveau voit des idées et les juge, comme il juge les couleurs qu'il perçoit par l'intermédiaire de l'œil (1). » Cet acte par lequel le cerveau perçoit et juge les idées comme l'œil les couleurs, c'est aussi une sorte d'autopsie et d'émestèse que des observations ingénieuses, des faits prérogatifs, comme disait Bacon, peuvent rendre sensible. Il y a dans les perceptions visuelles et cérébrales une large part à faire à la spontanéité de l'esprit et même à la volonté arrê-

(1) *De la loi du contraste simultané des couleurs*, p. 715.

tée du sujet. Voici des faits qui le prouvent surabondamment.

Tracez sur une feuille de papier gris un octogone
régulier et ses diagonales ; peignez alternativement
en blanc ou en rouge les triangles obtenus ; vous
aurez ainsi deux croix de Malte, l'une blanche,
l'autre rouge, dont l'ensemble formera une *ombrelle plane*. Prenez maintenant une baguette à la
main et suivez les contours de la croix de Malte
rouge : avant de commencer l'opération, je vous
affirme que vous avez sous les yeux une ombrelle
plane, et vous la voyez très nettement sur un fond
gris ; aussitôt le mouvement commencé, je vous
affirme que vous avez sous les yeux une croix de
Malte rouge, et vous la voyez se détacher sur un
fond blanc ; si je veux que ce soit la croix blanche, vous la verrez se détacher subitement sur un
fond rouge. Il va sans dire que votre volonté personnelle, à défaut de son affirmation impérative,
suffit : c'est elle qui détermine ainsi arbitraire-
ment la nature de votre perception visuelle, et
pourtant la rétine reçoit toujours la même impression. La perception restant la même, l'aperception
varie donc au gré de la volonté.

Ce que fait dans certains cas la volonté, la spontanéité de l'organe et du cerveau l'accomplit plus
souvent encore. En voici un exemple fort curieux,
que M. E. Chevreul emprunte aux mémoires de
Saint-Simon. Le peintre si pénétrant de la cour de
Louis XIV avait découvert au moins trois hommes

à *cheveux verts !* Le duc d'Albuquerque : « Un petit homme trapu, mal bâti, avec un habit grossier *sang de bœuf*, les boutons de même drap, des *cheveux verts* qui lui battaient les épaules, de gros pieds plats et des bas gris de porteur de chaise. Je ne le voyais que par derrière, et je ne doutai pas un moment que ce ne fût le porteur de bois de cet appartement (l'appartement de la reine, à une audience de cérémonie). Il vint à tourner la tête, et me montra un *gros visage rouge*, bourgeonné, à grosses lèvres et à nez épaté ; mais ses cheveux se dérangèrent par ce mouvement et me laissèrent voir un collier de la Toison. Cette vue me surprit à tel point que je m'écriai tout haut : « Ah ! mon Dieu ! qu'est-ce que cela ? » Le duc de Lina, qui était derrière moi, jeta les mains à l'instant sur mes épaules et me dit : « Taisez-vous, c'est mon oncle. » Nous n'avions besoin que de trois traits : les cheveux verts, l'habit sang de bœuf et le gros visage rouge ; mais comment ne pas citer tout le portrait ? Les deux autres personnages à cheveux verts sont Montbron, « qui conserva toute sa vie ses *cheveux verts* avec une grande calotte qui figurait fort mal avec son cordon bleu par-dessus », et le président Rose, académicien et secrétaire du roi, « bonhomme avec une calotte de satin, des *cheveux verts* et un rabat presque d'abbé ». Saint-Simon ne connaissait pas la loi du contraste simultané des couleurs ; peintre fidèle de ce qu'il a sous les yeux, il ne peut nous renseigner que sur les apparences, et les commentateurs n'ont pas à se demander si réellement ces trois personnages avaient le mauvais goût de porter des cheveux verts, car sur le rouge de l'habit et du visage les cheveux blancs du duc d'Albuquerque devaient nécessairement, la science le prouve et rend témoignage à la sûreté du regard que Saint-Simon « assénait » sur ses contemporains, paraître d'un bleu verdâtre. « Deux surfaces contiguës, juxtaposées et différentes de ton et de couleur sont vues plus différentes qu'elles ne sont en réalité... La couleur complémentaire de chaque couleur juxtaposée semble pour l'œil s'ajouter à sa voisine... Deux couleurs juxtaposées perdent ce qu'elles ont de semblable (1). »

Le commun des hommes est plus frappé des ressemblances, le peintre des différences des physionomies : à mesure qu'on a plus d'esprit, dit Pascal, on découvre plus d'hommes originaux. Un des effets de la vieillesse, c'est la confusion des personnes et des physionomies, confusion qui provient autant de l'affaiblissement de l'activité intellectuelle que du sens de la vue. C'est la vue qui, en s'émoussant, trouble la précision des mouvements musculaires : la gymnastique est excellemment définie par M. Chevreul « l'art d'apprendre et d'exécuter ce que les muscles doivent dépenser de force pour ac-

(1) *Des arts qui parlent aux yeux au moyen de solides colorés d'une étendue sensible*, pages 12 et 13.

complir ces actes de mouvement que la vue dirige » (1). De ces observations sur le sens de la vue et sur l'art de vieillir, on doit tirer plusieurs conséquences : il est déplorable que les typographes, par un progrès à rebours, changent légèrement la forme des lettres et des chiffres, car c'est dérouter non seulement le regard, mais encore l'esprit. Les mots, comme l'a remarqué Bossuet, ont une physionomie propre ; changer leur aspect en modifiant l'orthographe, c'est altérer jusqu'à leur sens : ni l'œil ni l'esprit ne perçoivent le même mot et la même idée. Sans nous éloigner de notre sujet, nous pouvons citer d'autres remarques ingénieuses de M. Chevreul sur l'influence de la spontanéité et de la volonté sur la perception visuelle : rien de plus absurde que de dorer les aiguilles d'un cadran et surtout le cadran lui-même, que de peindre en vert les caisses d'une orangerie. Il faut ignorer entièrement la loi du contraste simultané. Par contre, rien de plus utile que de circonscrire d'un léger trait les teintes plates d'une carte coloriée. Ce trait léger et presque insaisissable joue pour la vue le rôle de la rampe d'escalier pour le toucher et le sens musculaire ; cette rampe, lors même que vous ne vous y appuyez pas, vous guide et assure vos mouvements en ôtant toute indécision par la sécurité qu'elle donne. En résumé, il faut généraliser l'assertion de Pascal : « La volonté est un des princi-

____

(1) *Phénomènes conséquents de la vieillesse*, p. 233.

paux organes de la créance, non qu'elle forme la créance, mais parce que les choses sont vraies ou fausses selon la face par où on les regarde. » Notre perception visuelle cérébrale intellectuelle est profondément modifiée : 1° par notre état d'esprit et notre préoccupation du moment, en d'autres termes, par notre tonicité musculaire et cérébrale ; 2° par la relation de l'objet perçu avec le milieu ambiant et les objets environnants, en d'autres termes, par la relation du sens de la vue avec cette sorte de vision interne du cerveau qui exige, même dans la connaissance de l'idée pure, une dépense d'énergie principalement par le sens de la vue.

Arrivons aux précisions et, avec M. Chevreul, passons de l'observation à l'expérimentation. Il faut rappeler d'abord qu'on appelle baguette divinatoire une longue tige de bois, le plus souvent de coudrier qui a la propriété de tourner ou de s'incliner dans la main de l'expérimentateur sous certaines influences souterraines prétendues, telles que celle des métaux enfouis ou des sources cachées. La rabdomancie ou divination par la baguette semble dater de la plus haute antiquité : il en est fait mention dans la Bible ; Hérodote attribue cette pratique aux Scythes ; la baguette de Circé et celle de Mercure, le lituus ou bâton augural, baguette recourbée, semblent autant de formes plus ou moins éloignées de la même superstition. Le pendule explorateur se compose d'un corps solide suspendu à un fil dont l'extrémité libre est

tenue entre les doigts ; il est d'une antiquité moins
vénérable, puisque c'est dans Ammien Marcellin
que M. E. Chevreul en trouve la première mention.
Il a d'ailleurs les mêmes vertus et le même usage
que la baguette divinatoire. On ne lit pas sans un
profond étonnement l'analyse du livre publié en
1808, date relativement si récente, par Gerboin,
professeur à l'Ecole de médecine de Strasbourg,
sous ce titre : *Recherches expérimentales sur un
nouveau mode de l'action électrique.* Ces recherches sur les vertus merveilleuses du pendule ne
comprennent pas moins de 253 expériences com-
posant un texte de 356 pages in-8°. L'étonnement
redouble quand on voit en 1592 le lieutenant criminel et le procureur du roi pousser la crédulité jusqu'à envoyer un rabdomance, J. Aymar, à la
découverte des assassins d'un marchand de vin de
Lyon égorgé dans une cave avec sa femme : arrivé
sur le lieu de l'assassinat, « son pouls s'éleva, un
frisson le saisit, et la baguette tourna dans les
deux endroits de la cave où l'on avait trouvé les
cadavres. » Il se met à la recherche des meurtriers,
s'aperçoit qu'ils sont au nombre de trois, les suit
à la trace sur le Rhône et reconnaît tous les endroits où ils se sont arrêtés et tous les objets qu'ils
ont touchés. Il les suit au camp de Sablon, il les
suit à Beaucaire, et, toujours guidé par la baguette,
il découvre dans la prison de cette ville un petit
bossu qui nie d'abord, avoue ensuite avoir participé
à l'assassinat. Malebranche pense que les effets

physiques de la baguette peuvent être expliqués par les attractions ; quant aux influences morales qui agissent sur elles, *si elle tourne réellement sans qu'il y ait fraude ou intention de tromper de la part de celui qui la tient*, Malebranche en fait des causes surnaturelles, et, comme il lui répugne d'admettre l'intervention de Dieu, il a recours aux manœuvres du diable et des esprits infernaux. Fontenelle, moins enclin à de telles explications, ayant à juger, en compagnie de plusieurs autres membres de l'Académie des sciences, un ouvrage de Lebrun, prêtre de l'Oratoire, intitulé *Histoire critique des pratiques superstitieuses qui ont séduit les peuples et embarrassé les savants*, n'hésite pas à condamner sans appel la baguette divinatoire, car, dit-il, « les pratiques que l'on combat dans ce livre sont de pures impostures des hommes ou doivent avoir des causes qui ne peuvent être rapportées à la physique, supposé la vérité des faits dont on n'a pas entrepris la discussion. » M. E. Chevreul a entrepris la discussion de ces faits ; il leur a trouvé un fonds de vérité et, sans recourir ni à Dieu ni au diable, il a découvert ces causes dont parle mystérieusement Fontenelle, *qui ne peuvent être rapportées à la physique*.

Prenez un anneau de fer suspendu à un fil de chanvre ; si, tenant en main l'extrémité libre du fil, la main appuyée sur un support pour éviter tout mouvement, vous êtes attentif aux oscillations, elles augmentent d'amplitude. Le phénomène se produit d'une manière d'autant moins sensible que le support est plus près de la main. Tracez sur un plancher un cercle ou une ellipse : le fil, au moment même où votre vue se fixera sur le cercle ou l'ellipse, en décrira les contours. Voilà le fait ; trois explications sont possibles : ou bien c'est l'action du corps au-dessus duquel vous tenez le pendule qui le fait osciller ou tourner ; ou bien c'est la volonté de l'expérimentateur qui lui imprime le mouvement ; ou bien ce mouvement d'oscillation ou de rotation a une cause psycho-physiologique différente de la volonté, et qui dès lors ne peut être que la pensée ou le désir alliés avec le dégagement d'une force nerveuse et la production d'un mouvement musculaire inconscient ou subconscient. Examinons les trois hypothèses : la première ne se soutient pas, car le pendule tourne sur tous les corps indifféremment, pourvu que l'esprit de l'expérimentateur soit libre de toute idée préconçue. S'imagine-t-on que sur tel corps le pendule n'oscillera pas, il cesse en effet d'osciller. Les expériences de Gerboin sont donc illusoires : Gerboin a été dupe de la loi du *coefficient personnel*. La seconde hypothèse doit être écartée sans discussion ; si la volonté de faire osciller ou tourner le pendule existait en moi, pourrais-je l'ignorer ? Il faudrait supposer, chose contradictoire, que je suis de mauvaise foi sans le savoir. Il y a plus : en commençant l'expérience, non seulement je ne *veux* pas me tromper moi-même ni tromper autrui, mais je ne *désire* même pas, ainsi l'exige la rigueur de la méthode expérimentale, aboutir à une solution plutôt qu'à une autre.

Reste la troisième hypothèse : comment la vérifierons-nous ? Si je m'observe moi-même au moment des plus fortes oscillations du pendule, je découvre en moi un état particulier, une sorte de tonus musculaire, de disposition ou tendance au mouvement. C'est peut-être une illusion ; pourtant comment se fait-il que les oscillations et les gyrations du pendule s'accentuent avec le *plaisir* que je prends à les considérer ? Comment s'arrêtent-elles peu à peu dès que j'ai non la *volonté* de les arrêter, mais simplement l'*idée* qu'elles vont cesser ? Si, au moment où le pendule tourne, on interpose un écran entre le cercle tracé à terre ou bien la cuve à mercure circulaire et mes yeux, si je ferme les yeux ou si un aide me les couvre d'un bandeau, aussitôt le mouvement diminue et bientôt cesse tout à fait. Il y a donc réellement deux influences non physiques, mais psycho-physiologiques : 1° le regard fixé sur le pendule qui oscille ou sur la figure circulaire dont il suit les contours ; 2° l'idée inconsciente que le pendule va se mouvoir, qu'il se meut déjà. M. E. Chevreul en 1854 (1) insistait

(1) « Je me couchai après une journée pleine d'émotions. En réfléchissant dans le calme de la nuit à tout ce qui s'était passé en moi pendant le jour, une idée fixa mon attention; c'est qu'il me sembla que la vue du pendule en mouvement avait eu un charme véritable pour moi, qu'un plaisir réel naissait de l'amplitude de ses oscillations. Ce fut le trait de lumière qui m'in-

presque exclusivement sur la seconde cause du mouvement ; aujourd'hui, il regarde la première comme la seule essentielle. « Mais la vérité, le *fait* certain pour moi qu'*une simple pensée qui n'est pas la volonté* détermine une action musculaire à l'insu de l'expérimentateur, absorba mon attention, et j'omis la condition sans laquelle il n'y a pas de mouvement, c'est-à-dire la *condition de la vue. Et pourtant cette condition est la découverte même.* Pourquoi omise ? Avant tout, c'est l'importance attachée à la pensée qui n'est pas la volonté qui me préoccupait. »

Il me semble possible d'opérer la synthèse des deux interprétations ; oui, la pensée n'agit sur le mouvement qu'après avoir reçu des yeux l'indication du sens du mouvement et même de sa nature

diqua l'*experimentum crucis* de Bacon, ce qui justifie le proverbe : *La nuit porte conseil*, parce qu'en effet la vérité était connue et le problème résolu. Le lendemain, dans mon laboratoire, je dis à mon aide : « Je vais me bander les yeux, « saisir le pendule de la main proite, et vous mettrez successi- « vement sous le pendule les corps qui hier l'ont mis en mou- « vement, puis vous interposerez les corps qui l'ont réduit au « repos. Vous noterez les résultats sans m'en faire part. » Dès que j'eus les yeux bandés, aucune des expériences de la veille ne se reproduisit. Le pendule resta muet, c'est-à-dire persista dans l'état de repos. Pendant une demi-journée j'ai été sous le charme de la croyance d'avoir constaté moi-même les effets décrits par Albert Fortis, effets qu'il attribuait à une action exercée par le corps placé au-dessous du pendule. Or, l'expérience du contrôle prouva qu'en effet l'expérimentateur était la cause des phénomènes sans qu'il en eût conscience. » (*Étude des procédés*, etc., p. 193.)

oscillatoire ou rotatoire, circulaire ou elliptique. M. E. Chevreul oublie son assertion : le cerveau voit les idées et les juge. L'organe de la vue est sous la dépendance du centre optique, des tubercules quadrijumeaux. Je puis, au lieu de voir l'oscillation, l'imaginer ; je déploie ainsi dans le cerveau une sorte d'énergie visuelle qui équivaut à la vision. Dès lors, la vue n'est plus la condition essentielle du phénomène ; cette condition, c'est la pensée, non une pensée abstraite et sans vie, mais une pensée concrète, toute pénétrée de sensation et de perception. J'ai recommencé avec beaucoup de soin les expériences de M. Chevreul, et je puis lui affirmer que l'imagination produit exactement les mêmes effets que la perception ; le cercle que j'imagine donne l'impulsion tout aussi nette, quoique peut-être plus faible, que le cercle que je perçois. Lorsque M. E. Chevreul fermait les yeux ou se les faisait bander, il n'avait pas songé à essayer de substituer à l'activité de l'organe l'activité du cerveau, à la vision l'image, au processus physico-psychologique le processus psycho-physiologique. Confirmons l'exactitude de ces résultats par les belles expériences de Faraday sur les tables tournantes. Le mouvement d'un guéridon est produit par la pression latérale des mains des personnes qui font la chaîne et qui ont la *foi*, ou du moins la *pensée* que l'expérience réussira, ou le désir qu'elle réussisse. Deux expériences le démontrent : 1° Superposez quatre ou cinq morceaux de carton à sur-

face polie et huilée, et priez les personnes qui
prennent part à l'expérience, et que nous supposons toutes de bonne foi, de poser leurs mains non
sur la table directement, mais sur les piles de cartons ; que la table ait tourné ou non, le déplacement
des cartons qui ont glissé l'un sur l'autre indique
une pression des mains dirigées latéralement ou,
comme dit Faraday, horizontalement. Si la table
a tourné, le déplacement plus grand du carton supérieur indique qu'elle ne s'est mue qu'après les
cartons et ceux-ci qu'après les mains. Voilà bien
le cas du dégagement, sous l'influence de la pensée
inconsciente, d'une certaine quantité d'énergie nerveuse ou musculaire. 2° Fixez un repère formé
d'une tige verticale correspondant à un index
adapté à une feuille de carton poli, collé lui-même
légèrement à la table au moyen de petites pelotes
de mastic : c'est sur cette feuille que les mains sont
appliquées ; si l'index est caché, la table tourne et
l'index indique une pression latérale ; si l'index
est visible, tout mouvement cesse, lors même que le
carton poli serait assez mobile pour glisser au
moindre effort. L'explication de ce dernier fait est
très remarquable : c'est que le déplacement de l'index contrebalançant la tendance de l'opérateur, il
s'apercevrait ainsi que, sans en avoir conscience,
il avait exercé un effort latéral. On ne soupçonne
pas généralement l'incroyable puissance d'un effort
répété, fût-il infinitésimal : la pression d'un doigt
peut ébranler un bloc de pierre de plusieurs déci-

mètres cubes ; un pendule communique son mouvement d'oscillation à un autre pendule placé semblablement de l'autre côté d'un mur ; un régiment passant sur un pont suspendu peut le briser, non par son poids, mais par le seul fait de marcher au pas. M. E. Chevreul ne néglige aucune des applications de la loi qu'il a découverte : effets de l'imitation et de la contagion morale ; expressions de la physionomie ; attitudes du corps, par exemple celle du joueur de billard penché sur sa boule et semblant le pousser de la pensée vers un but marqué ; vertige physique et vertige moral ; phénomène, si peu compris jusqu'ici, du mal de mer ; tous les faits qu'elle explique, M. E. Chevreul les a décrits ou entrevus. Comment se fait-il que cette loi si féconde soit si peu citée par les psychologues ? Il n'y a qu'une seule explication vraisemblable, M. E. Chevreul a le tort d'être Français, grand chimiste, et cela nuit à sa psychologie ; puis il a commis la faute grave d'énoncer sa loi en une formule à la fois simple et scientifique, qui n'a rien de logarithmique ni de transcendantal. Une circonstance cependant reste inexplicable : comment se fait-il que M. F. Ravaisson, le profond et consciencieux historien de la philosophie française au XIXᵉ siècle, ait passé sous silence les admirables travaux qui viennent d'être résumés et n'ait pas daigné consacrer une seule ligne à la psychologie de M. E. Chevreul ?

III

Les travaux de M. Charcot jouissent d'une réputation bien plus retentissante. Insistons principalement ou plutôt exclusivement sur les phénomènes de suggestion : ce sont eux qui contiennent virtuellement la loi énoncée plus haut, et nous allons essayer de l'en extraire sans forcer la signification des faits. En principe, la suggestion expérimentale consiste à donner à une cataleptique certaines attitudes qui font naître dans son cerveau ou dans son esprit des séries de modifications traduites immédiatement par la physionomie de la patiente et interprétées par l'opérateur. On connaît les expériences de Duchenne (de Boulogne) : il électrisait isolément ou par groupes les muscles de la face et obtenait des contractions propres à exprimer tous les sentiments. C'était une sorte d'analyse psychologique par l'électricité, analyse assez délicate pour nous permettre, par exemple, de distinguer nettement le vrai sourire, du sourire faux et forcé de l'hypocrite. Seulement, tandis que le décor changeait aux yeux du spectateur, la scène restait vide : le cerveau et l'esprit du vieillard qui se prêtait aux expériences de Duchenne demeuraient inactifs et impassibles. A vrai dire, une telle analyse n'avait rien de psychologique que l'habileté plus ou moins ingénieuse de l'opérateur à juger de la scène et du drame imaginaires par les décors qui apparaissaient et disparaissaient, semblables aux personnages de la lanterne magique. Les expériences de M. Charcot font un pas de plus et deviennent tout autrement intéressantes ; celles de Duchenne étaient, pourrait-t-on dire, *superficielles* ; celles de M. Charcot pénètrent jusque dans les profondeurs de notre machine cérébrale et mentale. Plus puissante et plus mystérieuse que nos agents physiques, la maladie fait mouvoir des ressorts et des fibres que l'électricité n'atteignait pas. Ici encore, le psychologue a pour tâche l'interprétation des phénomènes d'expression, et cette tâche est extrêmement délicate. Dans le *Mécanisme de la physionomie*, on voit le savant imaginer et préparer lui-même ses expériences ; dans l'*Iconographie photographique*, les expériences sont préparées par la nature elle-même, et le rôle du médecin se borne à bien voir, à bien décrire et souvent aussi à bien interroger. C'est le cas de rappeler la théorie des expériences « pour voir » dont parle Cl. Bernard ; un peu d'idée préconçue, le désir bien légitime de vérifier un système tout arrêté, en un mot tout un ensemble de vues systématiques à vérifier, tout cela n'altérerait en rien la sincérité des recherches et la certitude des résultats, et tout cela éclairerait singulièrement la science de la physionomie. Quand on songe qu'un peintre ou un acteur auraient singulièrement à apprendre à la Salpêtrière pour l'expression — on pourrait presque dire à l'*état natif*, à l'état de pureté — de certaines émotions,

on se prend à regretter qu'il n'y ait pas à la Salpêtrière, à côté de l'illustre médecin-psychologue, un
psychologue-médecin, préposé uniquement à l'observation mentale et pour ainsi dire à la clinique
psychologique. Ce rêve toutefois est en partie réalisé, si nous songeons à l'importance des documents psychologiques que contient l'*Iconographie*.

En premier lieu, notons les phénomènes d'aphasie provoquée : une malade est dans la période de
somniation ou de *somnambulisme* et répond aux
questions posées par l'opérateur. On ouvre les paupières droites, la parole est supprimée ; on referme
l'œil droit, elle parle, compte 1, 2, 3, 4, 5, 6 ; à ce
moment, on écarte les paupières droites, elle s'arrête aussitôt ; on ferme les paupières, elle répond :
7, 8, 9, etc. (1). L'acte d'ouvrir ou de fermer les
paupières suffit donc pour enlever ou donner la
parole ; les paupières deviennent donc une sorte de
clef à monter le mouvement ou à mettre au cran
d'arrêt la sonnerie du cerveau. Chez la même malade, on peut à volonté provoquer des hallucinations et des expressions de physionomie : si l'on
prend le regard et si l'on fait avec les doigts des
mouvements rapides simulant le vol d'un oiseau,

(1) *Iconographie de la Salpêtrière*, 1879-1880, p. 43. Remarquons, on verra dans la suite l'utilité de cette réflexion, que la
patiente reprendra 7, 8, 9, etc , lors même qu'on ne lui rendra
la parole (en fermant les paupières) qui fort longtemps après
qu'elle aura prononcé 5, 6. Ce fait frappe extrêmement l'imagination des spectateurs. La machine montée, on n'a qu'à faire
tourner l'échappement. Le temps ne fait rien à l'affaire.

elle s'écrie : « Ah ! un oiseau ! » elle le voit, elle le suit des yeux quand on lui dit qu'il s'envole. Que l'on fixe son attention sur le parquet en simulant l'acte d'écraser une bête dangereuse : « Un serpent ! » s'écrie-t-elle avec toutes les marques d'une vive frayeur. On peut aussi lui faire *voir* un des assistants avec un rond rouge autour des yeux ; on peut enfin faire apparaître à son imagination troublée la sainte Vierge ou le diable. Les phénomènes de suggestion et ceux d'hallucination provoquée supposent l'état cataleptique ; on l'obtient, comme on sait, soit par la fascination du regard, soit par une vive lumière électrique ou la flamme d'un paquet de fulmicoton, soit par le bruit subit d'un coup de tam-tam. Rien de plus varié que les différents moyens de provoquer le sommeil hypnotique ; les magnétiseurs grotesques et charlatans peuvent se donner carrière et frapper l'imagination, car, depuis la *fascination* jusqu'aux *passes* magnétiques, on peut indéfiniment modifier les procédés. Sans insister sur cette partie toute technique de l'expérimentation, rappelons simplement qu'on peut provoquer des hallucinations de tous les sens et déterminer les expressions physionomiques les plus diverses. « Suivant l'attitude que l'on imprime à la malade, les gestes qu'on lui fait exécuter, la physionomie change et se met en harmonie avec *l'attitude*. Place-t-on les mains dans la situation d'une personne en colère, la physionomie exprime la colère. Joint-on les mains, la physionomie traduit la supplication. Met-on la malade à genoux, c'est l'expression de la prière. Porte-t-on l'index et le médius sur les lèvres, comme dans l'acte du baiser, le plaisir amoureux se peint sur le visage(1).» Et tous ces aspects si fugitifs, la photographie les rend instantanément et mille fois mieux que la parole ; rien de plus intéressant et de plus instructif que de comparer l'atlas de Duchenne avec les planches de l'*Iconographie*. Ici, la nature prise sur le fait ; là, torturée et forcée de livrer ses secrets.

Les deux ouvrages se commentent, s'éclairent mutuellement. Il est inutile de prolonger cette analyse et de multiplier ces citations, car le phénomène de suggestion est maintenant accepté par tous les savants et éclaire d'une étrange lumière certains faits de sorcellerie au moyen âge et de contagion mentale à toutes les époques. Citons cependant M. P. Richer, qui écrit dans ses *Etudes cliniques sur l'hystéro-épilepsie* : « Lorsque l'attention du sujet cataleptique est attirée, il devient susceptible d'exécuter une série d'actes inconscients qui se produisent à la manière des réflexes, d'une façon en quelque sorte fatale, à la suite de l'excitation des différents sens. » On ne saurait exprimer avec plus de précision la loi qui nous occupe. M. P. Richer ajoute : « La malade cataleptique, dont l'œil est en état de percevoir les mouvements de l'expérimentateur placé en face d'elle, les re-

(1) *Iconographie photographique de la Salpêtrière*, t. III, p. 121.

produit exactement... On peut faire exécuter ainsi
à la malade les mouvements les plus variés, non
seulement des bras et des jambes, mais de la face
et de tout le tronc, comme ouvrir et fermer la bouche, tirer la langue, frapper des mains, frapper
des pieds, s'abaisser, s'accroupir, s'agenouiller,
se relever, sauter, se déplacer même, marcher,
etc. » Ainsi ce ne sont pas seulement des mouvements de physionomie, des jeux divers des muscles de la face, mais des attitudes, des actes; en
un mot tout ce qui se traduit par le corps humain, que Buffon appelle si justement l'*âme extérieure*. Le docteur Hacke Tuke vient d'étudier l'état
mental dans l'hypnotisme (1); des faits qu'il cite, on
peut conclure que l'état cérébral n'est pas absolument inconscient, au moins dans la première et la
dernière phase du sommeil hypnotique et de l'état
cataleptique. Cette conclusion, si modeste qu'elle
soit, est loin d'être sans importance. En effet, si
le sujet a pu percevoir sur lui-même des états défi-
nis de sensation, d'idéation et de volition, nous
avons un témoignage authentique et nous pouvons
pénétrer dans ces âmes obscures ou obscurcies
momentanément, guidés par un fil plus sûr que
celui de la simple analogie. En d'autres termes,
les mouvements physionomiques provoqués ne correspondent pas simplement à des réflexes cérébraux ; ces réflexes, en tout cas, ne sont pas d'au-

(1) *Annales médico-psychologiques*, livraisons d'octobre et de
novembre, 1883.

tre nature que ceux qui se produisent sous l'influence des excitations mentales ; et les excitations mentales concomitantes, sortes de chocs en retour, figurent obscurément dans le champ visuel de la conscience. Entre l'acte suggéré et l'acte suggestif il y a deux intermédiaires, l'un physiologique, l'autre mental et subconscient.

Si l'on en doutait, les faits eux-mêmes témoigneraient en faveur de cette manière de voir. « Faut pas que je bavarde, je ne pourrais plus m'arrêter(1) » dit une malade, ce qui indique qu'elle sent que sous l'influence de l'éther elle se laisse aller à des discours qu'elle ne veut pas qu'on entende. Qu'on se rappelle les faits bizarres cités par M. Ch. Richet dans son article sur *La personnalité et la mémoire dans le somnambulisme* (2) ; on fait accroire à une somnambule qu'elle est une petite fille, une actrice, un général, un prêtre, une religieuse, et, successivement, elle s'*objective*, dit l'auteur, en ces divers personnages, et prend un langage approprié. On peut aussi la transformer d'un seul mot en oiseau ou en chèvre : elle essaye immédiatement de voler ou de grimper. Il y a plus : une somnambule reçoit un ordre. « Vous prendrez le mouchoir de M. O.... et vous le jetterez dans le feu. — Quand vous serez éveillée, vous témoignerez de la sympathie à M. F.... et de l'antipathie à M. D.... » Aussitôt son réveil elle

(1) *Iconographie photographique de la Salpêtrière*, t. I, p. 138.
(2) *Revue philosophique* de mars 1883.

exécute ponctuellement l'ordre reçu et pourtant oublié. On lui dit : « Vous reviendrez tel jour, à telle heure. » Réveillée, elle a oublié cet ordre et dit : « Quand voulez-vous que je revienne ? — Quand vous pourrez, un jour quelconque de la semaine prochaine. — A quelle heure ? — Quand vous voudrez. » Et régulièrement, avec une ponctualité surprenante, elle arrive au jour et à l'heure qui ont été indiqués. Or comment se souviendrait-on de ce qui n'a, dans aucune mesure, été présent à la conscience ? Il faut donc admettre que au moment où le mécanisme cérébral entre en jeu et provoque les changements de physionomie, le mécanisme mental est intéressé et la conscience plus ou moins avertie. Il y a une correspondance étroite entre les mouvements physionomiques et la cérébration inconsciente ou consciente, la même qu'entre l'organe et le centre cérébral de perception. On sait comment Campanella pénétrait la pensée des gens qu'il avait intérêt à connaître : il prenait leurs attitudes et tâchait, en mime et en acteur consommé, de leur ressembler le plus possible, sûr que cette ressemblance extérieure produirait une ressemblance intérieure. N'est-ce pas l'application anticipée de la loi de Charcot ? Qu'il y ait dans l'esprit des *souvenirs ignorés*, c'est un fait qu'il ne faut pas admettre sans réserves ; la vérité, c'est qu'il y a des souvenirs auxquels nous ne pensons pas actuellement, des réapparitions régulières qui ne sont point accompagnées de reconnaissance, voilà tout. On peut, si l'on veut, appeler *mémoire inconsciente* la faculté d'avoir de pareils souvenirs ; mais il faut se garder de prendre cette expression à la lettre ; la seule mémoire véritablement inconsciente serait la *rétentivité cérébrale*, mais il est extrêmement douteux que l'appareil physiologique puisse dans aucun cas agir isolément et se séparer totalement de l'appareil mental. Il jette constamment ses produits dans la circulation psychologique et intellectuelle. Il y a une pensée du cerveau ; c'est le rêve. Le rêve est beaucoup mieux suivi et joue un plus grand rôle qu'on ne pense.

Les philosophes se posent cette question : Y a-t-il un sommeil sans rêves ? et ils répondent négativement, par cette raison principale que l'absence de souvenirs ne prouve nullement l'absence de rêves. On devrait se demander également si nous sommes un seul instant sans rêver, même pendant la veille et pendant le plus réfléchi, le plus soutenu et le plus lucide des travaux purement intellectuels. On s'étonne trop de certains faits qui ne paraissent si bizarres que par suite de la profonde ligne de démarcation que creusent même les plus émancipés et les mieux affranchis du dualisme cartésien entre la pensée et son substratum cérébral. Descartes dit : l'âme pense toujours, mais il faut ajouter : le cerveau est toujours actif et par suite l'âme rêve toujours. Et ce rêve perpétuel a sa logique, comme la pensée dont il est l'ombre ou le reflet. S'il y a des gens qui ont perdu leur ombre ou leur reflet, situation très malheureuse, à en croire les conteurs allemands, ce sont les hommes qui ont tout réduit à l'esprit et ramené leur existence entière à un sec et criard mécanisme intellectuel. C'est ce courant continu de pensée cérébrale qui, se manifestant soudain et à contre-temps, détermine ce que nous appelons les cop-à-l'âne et les distractions, sortes de ruptures violentes du tissu de la pensée : ce tissu a sa doublure, d'autre couleur et le plus souvent de qualité inférieure, et nous apercevons cette doublure à travers les déchirures et les solutions de continuité. Obéir comme si l'on était mû et emporté par une influence magique à un ordre incompris, inconscient, oublié ; y obéir à point nommé, à une longue échéance : rien de moins explicable si l'on n'admet la pensée cérébrale et surtout l'idéalité et la subjectivité de la notion de temps. La psychologie des mouvements, comme l'appelle excellemment M. Ribot, a aussi sa logique intérieure et pour ainsi dire organique. La malade de M. Ch. Richet essaye de trouver les motifs de sa démarche et en invente de fort étranges, dans l'impuissance où elle est de découvrir le véritable, l'ordre reçu ; il y a là un phénomène semblable à ces convictions qu'on essaye de justifier après coup même par les plus mauvaises raisons, état d'esprit que fait dire à un personnage de comédie : « Non, tu ne me persuaderas pas, quand même tu me persuade-

rais ! » Il y a bien peu de faits d'expression phy-
sionomique et de mouvements musculaires expressifs que n'expliquent ou du moins que n'éclaircis-
sent les lois de Chevreul et de Charcot. En terminant ce trop long article, un scrupule nous vient :
au lieu de dire que les états cérébraux et les modifications mentales provoqués sont *susceptibles* de
se traduire par les attitudes et les mouvements
expressifs qui habituellement leur correspondent,
ne pouvons-nous être plus affirmatifs et dire que
cette traduction a lieu nécessairement et presque
toujours immédiatement ? Telles sont les deux lois
psycho-physiologiques, précieuses conquêtes de la
science française contemporaine, qui, combinées
avec les trois principes de Darwin, nous semblent
propres à faire passer la science de la physionomie de l'âge mythologique et métaphysique à l'âge
scientifique et positif.

CHAPITRE IX

Le Corps et l'Esprit

D'après Hack Tuke

I

A l'Hôtel-Dieu de Lyon, j'ai pu observer un cas intéressant de *surdité verbale*. Le jeune homme qui en est atteint n'a rien perdu de son intelligence ; il n'est pas sourd et se vante même « d'entendre tomber un sou à vingt-cinq pas » ; il discerne les timbres et reconnaît si vous frappez sur du bois ou sur du métal. Bref, il comprend les ordres donnés par écrit, y répond par écrit ou oralement, mais il ne comprend absolument rien au langage parlé ; ce n'est pour lui qu'un bruit confus, qu'une sorte de bourdonnement, et quand j'eus essayé de me faire entendre en parlant très haut et en articulant le plus nettement possible, je ne pus en obtenir que ces quatre mots qu'il écrivit sur une grande feuille blanche et répéta plu-

sieurs fois par forme de confirmation : *Monsieur,
je vous entends souffler.*

Je n'ai pas l'intention de discuter ce phénomène
assez rare, paraît-il, dans les annales de la médecine : je ne le cite que comme le symbole frappant
de toute une classe d'esprits de notre temps, du
moins en province, car Paris a sans doute été pré-
servé du fléau. Les faits d'hypnotisme et de suggestion que les médecins et les philosophes ont,
dans ces derniers temps, jetés en si grand nombre
dans la circulation, les ont frappés au dernier point.
Qu'un magnétiseur étale ses affiches et promette
dans la quatrième page des journaux les fascina-
tions les plus surprenantes, les gens dont je parle
accourent en foule. On trouve parmi eux plus de
sujets qu'il en faut pour toute une saison de soirées hypnotiques. La curiosité publique est donc
surexcitée : curiosité scientifique, direz-vous, et de
bon augure pour notre jeune science, la psycho-
physiologie. Pas du tout : curiosité anti-scientifi-
que ; c'est le mystère qui les attire ; d'autres se
dirigent vers la lumière, ils courent, eux, aux
assembleurs de nuages ; ils veulent que l'on *fasse
la nuit* même en plein jour, comme aux matinées
théâtrales. Et n'essayez pas d'expliquer quelques-
uns des phénomènes qu'ils regardent ahuris et
ébahis ; c'est un vol que vous leur faites ; ils se
fâchent tout rouge et ramènent d'une main crispée
le rideau qui doit intercepter la lumière. Bref, cette
partie du public semble littéralement atteinte de

surdité scientifique et répond à vos explications, en haussant les épaules et en vous lançant des regards de pitié : *Oui, je vous entends souffler !*

Le livre de Hack Tuke aura-t-il l'avantage de convertir ce public à la science, car il le lira peut-être dans la traduction de M. V. Parant, et sur la foi du titre : *le Corps et l'Esprit*. Nous devons, en conscience, l'avertir que l'auteur n'aime pas les nuages ni les mystères, mais en revanche, tout ce que la science la mieux informée peut nous apprendre de l'influence du moral sur le physique, il nous l'apporte et complète ainsi très heureusement le traité de Cabanis qui, comme on sait, ne met guère en lumière que l'influence du physique sur le moral. Si vous désirez pénétrer dans le labyrinthe des rapports de l'âme et du corps et chercher le mot de cette septième énigme du monde, vous ne sauriez choisir un meilleur guide, pourvu que vous soyez bien décidé à demeurer avec lui sur le terrain de l'expérience et à ne pas céder à la tentation de voyager sans barque ni voile sur l'océan de l'inconnaissable. Il n'est pas question dans ce livre de la communication des substances. Le spiritualisme et le matérialisme ne sont pas même nommés et c'est tant mieux, car il en est d'eux comme du droit des peuples et du droit des rois qui ne s'accordent jamais que dans le silence ! L'auteur est donc, direz-vous, un partisan de la philosophie monistique : je n'en sais pas plus que vous, et quand vous aurez lu le livre, vous n'en saurez pas plus que moi. Qu'il ait sa pensée de derrière la tête, on n'en peut guère douter, mais il a le bon goût de ne pas l'exhiber et même de la laisser à peine entrevoir, bon goût qui s'appelle en logique la méthode expérimentale. Des faits bien choisis et bien classés, voilà ce que vous trouverez dans cette sorte de clinique psychique, *perennis quædam psychologia :* vous pouvez broder sur ce canevas le thème métaphysique et les variations qu'il vous plaira, mais soit que vous admettiez que le cerveau digère les impressions, soit que vous vous incliniez devant la substance que Broussais appelle dédaigneusement l'*entité non nerveuse*, et l'être *intra-crânien*, vous pouvez ouvrir le livre avec confiance, car l'auteur a dépouillé dans le vestibule de la salle de clinique sa métaphysique avec son manteau. Aussi faut-il reconnaître, si la loi d'hérédité intellectuelle est vraie, qu'avant même de naître, Hack Tuke était à bonne école, puisqu'il est fils de médecin et petit-fils du Pinel de l'Angleterre. Lui-même médecin aliéniste de premier ordre, a publié des ouvrages sur l'aliénation mentale devenus classiques au delà de la Manche. Il est donc avant tout observateur et utilitaire ; sa large et pénétrante critique ne dédaigne pas plus les miracles de Lourdes que les recherches de la Salpêtrière, et M. Henri Lasserre, l'historiographe de Notre-Dame de Lourdes, ne serait pas sans doute médiocrement étonné de se voir cité à côté de M. Charcot : l'auteur prend son bien où il le trouve.

Il serait curieux de comparer son ouvrage à celui du docteur viennois Feuchtersleben, l'*Hygiène de l'âme*. Le médecin allemand n'a pu s'abstenir entièrement de métaphysique, et l'hégélianisme n'a trouvé que trop d'écho dans son livre qui s'est imprégné ainsi de je ne sais quelle poésie quintessenciée ou sophistiquée. « La nature, écrit-il. n'est qu'un écho de l'esprit, et la loi suprême qui la régit : c'est que l'idée est la mère du fait et qu'elle façonne graduellement le monde à son image. » Cela peut être vrai, mais la vérité, quand elle n'est qu'hypothétique, n'est pas bonne à dire dans un ouvrage de science. Ailleurs il avoue qu'il enseigne l'art de se faire illusion à soi-même et il aide autant qu'il peut à l'illusion par un ton de prophète ou, tout au moins, de prédicateur convaincu : c'est ainsi qu'il applique à la physiologie la théorie d'après laquelle l'idée est la mère du fait, en affirmant que *tout désir énergique se réalise, parole hardie*, ajoute-t-il, *mais aussi merveilleuse consolation*. Haek Tuke évite ce ton d'oracle, et, tout en visant au pratique et à l'utile, il a plus à cœur de convaincre par les faits que de persuader par les phrases. Il n'a point de paradoxe à faire prévaloir comme Cabanis, ni de panacée à faire triompher comme Feuchtersleben. Ce sont de grandes qualités dont il paye la rançon, car il perd en intérêt ce qu'il gagne en solidité et le lecteur trouvera peut-être que les petits faits voilent la théorie et que les arbres empêchent de voir la forêt. Pour notre part, nous le félicitons sincèrement de s'être dégagé de toute alliance compromettante avec la poésie et la métaphysique dans un sujet où les tentations naissent à chaque pas, mais nous ne lui pardonnons pas aisément d'avoir rendu notre tâche presque impossible, en adoptant une division médiocre et surannée, alors qu'il nous en signale lui-même une autre qui avait le double avantage de la nouveauté et d'une plus grande précision. Sensibilité, intelligence, volonté, états morbides, telle est celle qu'il a suivie ; psycho-physiologie, psycho-pathologie, psycho-thérapeutique, telle est celle qui se trouve indiquée dans le dernier chapitre. Nous avons été tenté de reconstruire sur ce nouveau plan tout son ouvrage : réflexion faite, nous y avons renoncé pour rester plus fidèle à sa pensée et à sa méthode.

L'occasion qui a donné naissance au livre vaut la peine d'être racontée. C'est la lecture d'un fait divers intitulé : *Effets curatifs d'une collision de chemin de fer*, qu'on ne peut guère soupçonner d'être une réclame du médecin de la Compagnie. Un rhumatisant est frappé dans un hôtel d'une attaque arrivée au paroxysme et n'a pas d'autre idée que de rentrer au plus vite à son logis : il rassemble toutes ses forces et pâle, défait, en proie à d'horribles battements de cœur, à un violent mal de dents, il monte en wagon plus mort que vif, ruisselant de sueur : « Tout à coup, cric, crac, patatras ! me voilà lancé d'un côté à l'autre du wagon comme une bille de billard renvoyée par les bandes, et le compartiment est inondé du sang d'une infortunée victime dont le visage vient d'être fracassé contre les parois de la voiture.» Par un bonheur inouï, le choc tua non le malade, mais le mal. Il faut reconnaître d'ailleurs que notre auteur trouvait en lui-même une cause prédisposante dans son énergie morale. Ayant à se faire arracher une dent, il eut le désagrément d'arriver chez son dentiste un jour que celui-ci manquait de chloroforme et il y suppléa en se disant à lui-même pendant l'opération : « que c'est agréable ! que c'est agréable ! », comme ce criminel dans les tortures de la question disait continuellement, *io ti vedo*, je vois la potence ! Il est malheureux qu'on n'ait trouvé ni la formule ni la recette de ce chloroforme psychique dont le vrai nom est peut-être force d'âme. Les malades, les martyrs et les médecins nous en ont montré les effets : Hack Tuke les classe et les décrit à son tour, mais il ne les explique pas. Choisir dans l'innombrable quantité de faits légués par le passé ou constatés à notre époque les plus typiques et surtout les plus dignes de foi ; s'élever par de prudentes inductions aux lois qui s'en dégagent pour ainsi dire d'elles-mêmes ; s'enfermer obstinément dans le déterminisme des faits et des faits généralisés en se refusant d'interroger les causes *sourdes*, causes premières et même causes secondes ; viser par la théorie à la pratique et s'abstenir de morale aussi bien que de métaphysique en restant médecin et en poursuivant comme but principal la guérison des maladies par l'influence du moral sur le physique : tels sont les traits les plus accentués du livre de l'*Esprit et du Corps*, nouveau après tant d'autres sur le même sujet et original malgré l'emploi fréquent de matériaux déjà mis en œuvre.

II

Les effets que la puissance de l'esprit peut produire dans le corps peuvent être ramenés à cinq groupes que l'on désignera par les noms barbares, mais expressifs d'*esthésie*, d'*hyperesthésie*, d'*anesthésie*, de *paresthésie* et de *dysesthésie*. La pensée et les émotions peuvent en effet faire naître et produire de toutes pièces des phénomènes de sensibilité même dans des régions ordinairement insensibles ; elles déterminent souvent une exaltation anormale et maladive des états sensibles et quelquefois les mitigent, les dépriment, les atténuent et font descendre l'organisme ou telle partie de l'organisme au zéro du thermomètre sensible. Il arrive aussi que sous leur influence la sensibilité soit altérée, pervertie, dévoyée, ou bien que des sensations d'ordinaire indifférentes ou même douloureuses, par une sorte de transposition qui change le caractère du thème sensible, deviennent

subitement agréables. Etudions ces différents cas.
Dans le choix d'exemples fait par l'auteur choisis-
sons nous-mêmes les plus caractéristiques, un ou
deux par série, puisque l'espace nous manque pour
citer tous ceux qui offriraient de l'intérêt par leurs
circonstances ou par leur nouveauté. L'esprit produit l'esthésie dans le cas cité par John Hunter :
« Je suis certain, dit-il, de pouvoir fixer l'attention sur une parti quelconque de mon corps jusqu'à
ce que j'y éprouve une sensation ». Dites à vingt
personnes de fixer leur attention sur leur petit
doigt : quelques-unes n'éprouveront rien ; la plupart, au bout de cinq à dix minutes, sentiront des
picotements, des pesanteurs, des fourmillements.
« Je ne puis, dit Herbert Spencer, penser que je
vois frotter une ardoise avec une éponge sèche,
sans éprouver le même frémissement que me produirait le fait lui-même ». On pourrait appliquer
ici la loi de Mueller d'après laquelle une excitation physique peut, en vertu de la spécificité des
nerfs sensoriels, ou des centres cérébraux, produire cinq sensations distinctes : des lueurs dans
les yeux, des bourdonnements dans les oreilles,
des picotements dans les narines et sur la langue,
etc. Aux excitants mécaniques (un choc), chimiques (un poison) et physiques (une décharge électrique), il faut ajouter les excitants psychiques :
l'idée ou l'émotion peuvent aussi déterminer les
cinq sensations, et produire, en conséquence, les
cinq espèces d'hallucinations. Il n'est pas besoin

d'insister longuement sur l'hyperesthésie. Qui ne sait, en effet, que l'attente d'un coup que l'on va recevoir augmente la douleur au point que cette attente peut être, à elle seule, plus intolérable que la douleur même ? Qui ne sait que les maladies imaginaires deviennent à la longue des maladies réelles ? c'est ici que l'idée est vraiment la mère du fait et transforme en douloureuses réalités des craintes chimériques. L'hypocondriaque s'examine à la loupe et a le plaisir de découvrir dans son corps une douzaine de maladies mortelles et dans son esprit des milliers de bonnes raisons de haïr la vie et d'excellents arguments pour en dégoûter les autres. On peut louer l'auteur de ce qu'il ne dit pas aussi bien de ce qu'il dit : par exemple, il échappe à la tentation si naturelle d'exagérer sa thèse et de rendre service au lecteur en prêchant sur le texte tentant de notre pouvoir d'élimination sur les maladies ou les germes des maladies. Opposons cette sage et scientifique réserve aux écarts de plume et de doctrine de Feuchtersleben. « L'homme, dit-il d'après Gœthe, peut ordonner à la nature d'éliminer de son être tous les éléments étrangers, cause de souffrance et de maladie. » Si le fait d'avoir échappé par un effort d'énergie aux fièvres paludéennes en traversant de nuit les marais Pontins suffit au poète pour justifier cette sublime et chimérique doctrine de la toute-puissance de l'esprit, elle ne saurait suffire ni au médecin ni au philosophe qui ont à cœur de ne pas quitter terre et de rester attachés par des semelles de plomb au terrain solide des faits et des réalités.

L'influence de l'esprit est surtout évidente dans les cas de destruction et de perversion de la sensibilité. Le docteur Woodhouse Braine a pu enlever deux tumeurs sébacées du cuir chevelu à une jeune fille très nerveuse insensibilisée par imagination. En attendant le flacon de chloroforme on lui avait appliqué au visage le masque de l'appareil. « Oh ! dit-elle immédiatement, je sens, je sens que je m'en vais ! » Et pourtant le masque ne conservait pas même l'odeur du chloroforme. Le sommeil mesmérique avait déjà permis à Cloquet, dès 1829, de faire l'ablation du sein, tandis que la patiente, totalement insensible, pouvait cependant suivre une conversation. La première anesthésie par l'éther eut lieu en 1843, mais, pendant une longue période antérieure, on avait pratiqué des opérations sans douleur grâce au sommeil mesmérique. Dans les Indes, le docteur Esdaile avait opéré 261 malades anesthésiés selon cette méthode qui était en pleine prospérité et semblait être appelée à un brillant avenir quand furent inventés d'autres procédés d'un emploi plus commode, mais peut-être aussi plus dangereux. On sait assez qu'il est extrêmement facile, dans le Braidisme, de transformer la sensibilité par suggestion : vous déclarez au patient qu'il boit un breuvage délicieux et il le savoure, une drogue amère et il la rejette en faisant la grimace. Quant aux *dysesthésies*, c'est-à-

dire aux créations spontanées de douleurs localisées parfois très vives, voici quelques exemples
intéressants : Lauzanus parle d'un jeune homme
qui, après avoir regardé attentivement un malade
atteint de pleurésie, au moment où on le saignait
au bras, fut deux heures après l'opération atteint
d'une vive douleur au bras, au point correspondant
à la piqûre et en souffrit pendant deux jours. Gratiolet cite un cas analogue : il s'agit d'un étudiant en
médecine assistant pour la première fois à une opération chirurgicale et qui porta vivement la main à
son oreille en voyant enlever une tumeur de l'oreille. L'association des idées produit des effets tout
semblables : Gratiolet ne pouvait voir une personne
porter des lunettes sans éprouver au nez la sensation désagréable qu'il éprouvait vingt ans auparavant quand il avait été obligé de porter des lunettes à la suite d'une maladie des yeux.

Tout ce que nous venons de dire des sensations
générales de plaisir ou de douleur nous pourrions
le répéter des sensations spéciales : il se produit
à chaque instant dans nos organes des hallucinations commençantes que notre volonté parvient à
enrayer ou bien qui succombent d'elles-mêmes dans
cette espèce de lutte pour la vie qui s'établit entre
les images comme elle règne entre les êtres. Hunter
allait jusqu'à dire : « L'idée d'une sensation peut
être regardée comme la sensation elle-même. »
C'est aller beaucoup trop loin : au moins faudrait-il
ajouter que l'idée n'est souvent que la sensation

indéfiniment affaiblie et qu'à la limite son caractère sensationnel est impossible à constater. Un officier ministériel s'évanouit à l'odeur d'un cadavre dans une exhumation : le cercueil était vide. Sainte Thérèse écrit : « Je connais des personnes dont l'esprit est si faible qu'elles s'imaginent *voir* tout ce qu'elles *pensent*, et cet état est bien dangereux. » Newton pouvait évoquer une image éblouissante du soleil dans son œil gauche, bien qu'il ne l'eût regardé dans un miroir qu'avec l'œil droit. Lors de l'incendie du Palais de Cristal on vit distinctement un chimpanzé se tordre de douleur au milieu des flammes et s'attacher désespérément à la charpente embrasée : vérification faite, le chimpanzé s'était évadé avant l'incendie et c'était un lambeau d'étoffe qui causait ce débordement de sensibilité. Une dame voit une fontaine nouvellement érigée et lit même sur le fronton cette inscription : *Si vous avez soif, venez à moi, et buvez.* Fontaine et inscription n'étaient qu'une création de la soif et de l'imagination, et comme voir c'est croire, cette dame fut obligée de s'assurer par elle-même du mensonge de ses yeux et de toucher de ses mains les quelques pierres éparses qui avaient servi de matériaux à son imagination. Il paraît que Ch. Dickens *entendait* distinctement chaque mot prononcé par les personnages qu'il mettait en scène. En racontant l'empoisonnement de Mme Bovary, Flaubert croyait, dit-il, sentir sur sa langue la saveur âcre de l'arsenic. Il arrive que le dormeur ne s'éveille pas au plus grand bruit et tressaille soudain quand un mot qui l'intéresse particulièrement frappe son intention : *quinte*, *quatorze* et le *point*, tel fut le mot magique qui réveilla un joueur d'un sommeil presque léthargique ; *signal* était le seul mot qui pût rappeler à lui un jeune enseigne de vaisseau qui tombait à la suite de grandes fatigues dans des sommeils de plomb ; mais il suffisait de murmurer ce mot à son oreille. Un docteur de Londres avait reçu dans l'œil un morceau de charbon brûlant. Il court chez un confrère qui passait pour le meilleur oculiste de la ville : celui-ci dormait et tout ce qu'on peut faire pour réveiller les gens, cris, secousses, appels réitérés, échoua. « Il restait sourd, et j'allais partir désespéré quand j'eux l'idée de l'atteindre dans sa passion dominante. Je mis donc la bouche tout près de son oreille et je dis à voix très basse : « Wilde, j'ai dans « l'œil un corps étranger ; prenez votre ins-« trument pour me l'ôter, je souffre cruellement. » L'effet fut instantané. Il sauta sur ses pieds, me prit le flambeau des mains, saisit l'instrument que je lui tendais, me fit asseoir sur une chaise, écarta les paupières, découvrit le grain de charbon et me l'enleva immédiatement. » Et tout cela, selon le narrateur fut fait d'une manière automatique : le réveil ne fut que momentané et l'oculiste se rendormit immédiatement.

L'auteur ne néglige pas les curieux phénomènes de lecture de pensées : il les citera surtout pour prouver la finesse du tact qui perçoit et de l'esprit qui interprète les plus légers mouvements nerveux. Voici, dans un autre genre, une curieuse expérience de M. Cumberland sur la *dématérialisation* spirite. M. Cumberland livre ses deux mains aux personnes qu'il veut convaincre et leur demande si elles les sentent, si elles sont bien sûres de les tenir dans les leurs ; on éteint le gaz ; l'expérimentateur retire doucement une de ses mains ; celle qui reste, grâce à l'habileté acquise, fait l'office de deux comme dans l'expérience d'Aristote la petite boule qui roule entre les doigts croisés paraît double ; l'autre main va faire l'office d'*esprit* et l'esprit pose sur la tête d'une des personnes stupéfiées un trombone ; puis la main revient à sa place, on rallume le gaz et le tour est joué. « Une épreuve fameuse de M. Cumberland consiste à passer un anneau au bras d'une personne assise pour lui prouver la théorie de la *dématérialisation*. Cette personne tient les mains du médecin au moment où la manifestation se produit et les spirites déclarent que pour que l'anneau leur passe dans le bras, ou bien il faut qu'il ait été *dématérialisé*, ou bien qu'un passage se soit fait à travers le bras pour permettre à l'anneau d'y entrer.. Or, voici ce que fait le médium : il se rend une main libre de la manière qui a été décrite, il prend l'anneau, se le passe dans le bras, replace sa main dans la main du sujet, lui demande de serrer fortement, afin, dit-il, d'éviter la supercherie, et naturellement l'anneau descend jusque dans le bras de cette personne qui est convaincue qu'elle n'a pas un instant cessé d'étreindre la main de l'opérateur. » On pourrait aisément citer des illusions analogues dans l'appréciation de la pesanteur, dans la fonction d'équilibration, dans les sensations viscérales. Carpenter a vu un homme très faible des muscles soulever aisément un poids fort lourd parce qu'il le croyait insignifiant ; on a vu une personne souffrant extrêmement du mal de dents se trouver guérie subitement par une contrariété soudaine. Le pessimisme paraît être une conception viscérale ; s'il y a une âme des viscères comme il y a, dit-on, une âme de la moelle, c'est elle qui a inventé ce système de ceux qui digèrent mal. J'entends parler du pessimiste convaincu et pénétré de la vérité de son système jusqu'aux moelles, mais il est rare, peut-être, introuvable : s'il existe, sa maladie métaphysique est incurable ; et s'il n'existe pas, les pessimistes méritent qu'on leur applique le mot sévère de Fénelon sur les sceptiques : c'est une secte de menteurs. Tous ces faits se résument dans une loi posée par notre J. Fernel, renouvelée par A. Bain : les souvenirs idéaux et émotionnels occupent les mêmes régions cérébrales et spinales que les impressions primitives. Voilà donc le mécanisme psycho-physiologique réduit à sa plus simple expression : réveil de l'idée dans les centres sensoriels ; rappel, par l'idée, de l'émotion qui la complète ; mise en jeu, par l'émotion, de la spontanéité des centres ; choc en retour des extrémités sensorielles périphériques, excitées par l'appareil récepteur devenu appareil excitateur ; phénomènes consécutifs d'esthésie passagère ou durable ; comme donnée physiologique, loi des émotions psychiques et des altérations sensorielles spéciales ou générales considérées comme complémentaires de l'activité idéale ou imaginative. Hack Tucke ne pouvait faire intervenir les *neurones* qui n'étaient pas encore inventés.

Nous n'avons rien dit, dans un but de simplification, de la sensibilité générale et de l'action de l'attention sur les muscles volontaires et involontaires, mais il est clair que tout ce qui précède s'y rapporte tout aussi bien qu'aux sens spéciaux. Dans la méditation et la contemplation, le corps reste immobile et semble paralysé ; dans la recherche et pour ainsi dire la chasse à l'idée, le corps se meut et la *poursuit* en même temps que l'esprit : beaucoup de personnes marchent à grands pas comme pour *l'atteindre* plus vite ; on s'arrête subitement sous le *choc* d'un argument imprévu qui semble arrêter comme un obstacle le mouvement de la pensée : on se frappe le front comme si l'on voulait ainsi faire vibrer les fibres et les cellules cérébrales comme les cordes d'un instrument et *secouer* la torpeur et l'inertie de l'organe pensant ; le professeur lit dans les regards si les auditeurs comprennent et sont attentifs : l'esprit, comme l'œil, est *pénétrant* et *perspicace*, et, comme le palais goûte les mets, il *goûte* les idées ; l'esprit à ses nausées et ses dégoûts inexplicables comme les nausées et les dégoûts du corps : vous ne me persuaderez pas quand vous m'aurez persuadé, dit un personnage de comédie, et c'est l'expression d'un profonde vérité, car il est des intelligences qui n'ont pas moins de répulsion pour certaines idées et certains arguments que tel estomac pour tel mets qui semble exquis à d'autres.

C'est Shakespeare et Dickens que Hack Tuke cite de préférence sur la physionomie : ces citations sont souvent intraduisibles et comme nous avons en France un peintre incomparable des mouvements d'expression, Saint-Simon, qu'on nous permette de lui faire quelques emprunts. Il nous suffira de relire l'inimitable description du lit de justice où les ducs et pairs reconquièrent leurs privilèges. Le duc du Maine « observe avec des yeux tirant au fixe, un visage agité, parlant tout seul et presque toujours. » Voici Effiat, « vif, piqué, outré, prêt à bondir, le sourcil froncé à tout le monde, l'œil hagard qu'il passait avec précipitation et par élans de tous côtés. » Saint-Simon *assène* ses regards sur tout, et sur tous met sur son visage une *couche de gravité et de modestie, gouverne ses yeux avec lenteur et ne regarde qu'horizontalement pour le plus haut.* Quelle peinture que celle-ci et qu'elle étonnante psychologie ! « Contenu de la sorte, attentif à dévorer l'air de tous, présent à tout et à moi-même, immobile, collé sur mon siège, compassé de tout mon corps, pénétré de tout ce

que la joie peut imprimer de plus sensible et de
plus vif, du trouble le plus charmant, d'une jouis-
sance la plus démesurément et la plus persévéram-
ment souhaitée, je suais d'angoisse de la captivité
de mon transport, et cette angoisse même était
d'une volupté que je n'ai jamais ressentie ni devant
ni depuis ce beau jour. Que les plaisirs des sens
sont inférieurs à ceux de l'esprit, et qu'il est véritable que la proportion des maux est celle-là même
des biens qui les finissent ! » Quel historien ou quel
romancier a jamais trouvé des traits de cette force ?
A mesure que le garde des sceaux lit les édits à
enregistrer, observez la contenance des victimes,
si vous voulez voir à nu l'influence de l'esprit sur
le corps et sur les muscles. Il faudrait tout citer et
nous sommes forcé de choisir. « A ce discours, le
maréchal de Villeroy fit presque le plongeon ;...
Villars, Besons, Effiat ployèrent les épaules comme
gens qui ont reçu les derniers coups ;... Estrées
revint à soi le premier, se secoua, s'ébroua,
regarda la compagnie comme un homme qui revient
de l'autre monde. »

Avez-vous observé dans les groupes de Ba-
rye l'expression des muscles et des organes
d'un lion déchirant sa proie ? Voici qui dépasse l'art le plus consommé : c'est la peinture
que Saint-Simon fait de lui-même au moment du
triomphe, dans sa rage bilieuse et sa colère inex-
piable. « Je craignais le feu et le brillant significatif de mes regards... J'assénai néanmoins une

prunelle étincelante sur le premier président... Une douleur amère et qu'on voyait pleine de dépit obscurcissait son visage. La honte et la confusion s'y peignaient... Moi cependant je me mourais de joie. J'en étais à craindre la défaillance ; mon cœur, dilaté à l'excès, ne trouvait plus d'espace à s'étendre. La violence que je me faisais pour ne rien laisser échapper était infinie, et néanmoins ce tourment était délicieux... Le premier président perdit toute contenance ; son visage, si suffisant et si audacieux, fut saisi d'un mouvement convulsif ; l'excès seul de sa rage le préserva de l'évanouissement... Je triomphais, je me vengeais, je nageais dans ma vengeance... Pendant l'enregistrement, je promenais mes yeux doucement de toutes parts, et si je les contraignis avec constance, je ne pus résister à la tentation de m'en dédommager sur le premier président ; je l'accablai donc à cent reprises, dans la séance, de mes regards assénés et forlongés avec persévérance. L'insulte, le mépris, le dédain, le triomphe lui furent lancés de mes yeux jusqu'en ses moelles ; souvent il baissait la vue quand il attrapait mes regards ; une fois ou deux il fixa le sien sur moi et je me plus à l'outrager par des sourires dérobés, mais noirs, qui achevèrent de le confondre. Je me baignais dans sa rage et je me délectais à le lui faire sentir. » Quel drame psycho-physiologique ! Obligé d'omettre tout ce qui concerne la physionomie, forcé de négliger les excellentes citations que Hack Tuk aime à emprunter à Shakespeare, le maître des maîtres en fait de physionomie, nous n'avons pu résister au désir de lui prouver que nous avions dans Saint-Simon l'égal de Shakespeare lui-même.

Il faut bien cependant dire un mot des liseurs de pensée qui ont élevé à la hauteur d'un art l'intuition physiognomique. Il semble qu'ils voient l'esprit face à face. Au fond ils sont vis-à-vis d'un de leurs semblables comme le grand peintre de portrait devant le modèle ou le grand historien devant les textes : ils reconstruisent ou ressuscitent un état d'esprit, et, si l'on peut s'exprimer ainsi, ils revivent un fragment de la vie du personnage qu'ils veulent pénétrer. C'est un prodigieux travail d'*assimilation* et *d'identification*. Le liseur de pensée est un Campanella modelant l'intérieur et l'extérieur de son corps sur celui des juges de l'inquisition pour pénétrer leurs secrets sentiments. Il réalise l'antique définition de l'intelligence, *fit omnia intelligendo*, elle devient toutes choses intelligibles. C'est le corps qui parle au corps, mais quand le corps résonne ainsi à l'unisson d'un autre corps, quelle finesse d'aperception interne ne faut-il pas pour en discerner jusqu'aux sons harmoniques, tous les frissonnements musculaires, tous les courants nerveux sous-jacents.

S'il y a un langage *antennal* des insectes, il faut avouer que l'homme est doué d'un langage musculaire et nerveux tout aussi étonnant, mais peu comprennent cette langue plus naturelle pourtant que le langage articulé. L'aveugle devine les alternatives d'ombre et de lumière, de rues et de maisons : les vibrations de l'air, les plus légers souffles sont un langage qu'il comprend. Figurez-vous un physicien qui discernerait au toucher ou même à la simple vue l'état d'une machine électrique ou d'une bouteille de Leyde : tel est presque le liseur de pensée devant son semblable, machine nerveuse. L'organe de l'esprit n'est pas seulement le cerveau, ni même le système cérébro-spinal, c'est tout le corps, c'est toute la masse nerveuse. Comme il suffit de refroidir un point du récipient qui contient une masse de vapeur pour modifier dans toute la masse l'état de tension et d'élasticité, et il suffit d'agir sur un point de la masse sentante, du milieu psycho-physiologique pour déterminer d'irrésistibles courants d'idées : ouvrez une issue à la vapeur et à l'émotion, vous pouvez calculer presque mathématiquement les effets et par conséquent les prédire. Reste l'instinct de divination qui reconstitue une scène, découvre un objet caché, va droit à l'assassin fictif d'un meurtre imaginaire : ici encore se manifeste un talent merveilleux, mais nullement miraculeux, parce qu'il a des analogues dans l'art et dans la science. On peut voler ses faits à un Michelet, on ne lui dérobera pas son talent d'évocation, de divination et de résurrection. A chaque instant, dans notre esprit et dans notre cerveau, deux courants de pensée circulent ensemble sans mélanger leurs flots : l'âme pense toujours, dit Descartes, et nous ajoutons, le cerveau rêve incessamment, la pensée nerveuse est continue, la *cérébration* inconsciente est un mouvement perpétuel et nos distractions ne sont que cette pensée du cerveau se manifestant inopinément et mêlant son flot troublé au flot clair de la pensée consciente. C'est sur nos *distractions* que compte le liseur de pensée : ayez la ferme volonté de ne pas vous trahir et commandez à tous les ressorts de votre machine de ne pas se tendre mal à propos ; je n'examine pas si cet effort n'est pas lui-même un signe, et des plus expressifs, je dis seulement que ce vouloir et cette liberté que vous attribuez à votre âme, votre cerveau à coup sûr ne les possède pas ; il continue donc sourdement et maladroitement son œuvre ; ce n'est pas vous qu'on épie, c'est *l'autre* et l'autre se trahit toujours parce qu'il n'est jamais sur ses gardes. L'*autre* agit machinalement : il ressemble à ce paysan dont Hack Tuke raconte l'histoire, qui était poussé par un irrésistible instinct d'imitation à reproduire tout ce qu'il voyait. On ôte son chapeau, il ôte le sien, on se mouche, il se mouche, on étend le bras, il étend le bras. Si on lui tient les deux mains pendant qu'un tiers gesticule devant lui, il fait des efforts surhumains pour avoir ses mains libres et déclare « que cela lui trouble le cerveau et le cœur ». Le liseur de pensée n'écoute souvent que son écho. Nous sommes semblables, disait un physiologiste, aux cochers de fiacre qui connaissent les numéros et les façades des maisons, mais ne savent rien de ce qui se passe au dedans : c'est être trop modeste, car le corps n'est pas la maison de l'esprit, c'est l'esprit lui-même extériorisé, son habitude et sa manière d'être. En voyant le revers de d'étoffe, le canut lyonnais devine aisément le dessin, croit le voir et le voit réellement.

Passons rapidement sur l'influence de l'esprit dans les contractions des muscles involontaires : qu'une violente émotion produise sur des sujets prédisposés des spasmes et des convulsions, c'est un fait d'expérience vulgaire. « Au nom du Seigneur ayez maintenant une attaque ! » disait Mme de Saint-Amour à une jeune hystérique, et celle-ci de tomber immédiatement à la renverse et de se tordre dans les convulsions de l'épilepsie. Parlez d'*eau* devant un hydrophobe réel ou imaginaire, vous lui donnerez immédiatement des constrictions à la gorge : c'est, au physique, un effet tout semblable à celui que vous produisiez au moral, en parlant de corde dans la maison d'un pendu. Thouret dans ses *Recherches et doutes sur le magnétisme animal*, a dit excellemment, bien avant notre auteur : « Un des plus sûrs moyens de mettre en jeu l'irritabilité nerveuse est d'émouvoir les nerfs en agissant sur les sens et sur le cœur. Dans les différentes scènes convulsives, ce sont des femmes qui ont toujours joué le principal rôle, et l'on voit que dans ces pièces ridicules, il y a toujours eu mélange des deux sexes… Ajoutons encore relativement aux affections nerveuses, qu'il n'est aucune maladie plus contagieuse, quoiqu'elles le soient par un genre de communication qui leur est particulier, par l'*imitation*. » Une frayeur subite peu produire des spasmes et des convulsions : elle peut aussi paralyser l'appareil musculaire tout en laissant intacte la volonté.

Toutefois, les émotions agissent le plus souvent sur les muscles involontaires : l'étudiant novice se croit attaqué de toutes les maladies que son professeur décrit, d'engorgement des poumons pendant le semestre d'hiver, de fièvres et d'affections cérébrales pendant le semestre d'été. L'une heureusement chasse l'autre. Le docteur Armstrong dit spirituellement : « Depuis que je suis professeur, j'ai eu l'honneur de guérir, par des moyens très simples, des étudiants qui se croyaient atteints de maladies organiques extraordinaires et dangereuses. J'ai guéri un anévrisme de l'aorte à l'aide d'un purgatif, une ossification du cœur à l'aide d'une pilule inerte, une maladie organique du cerveau avec un peu de sel d'Epsom ! » A maladie imaginaire, remède imaginaire. Qu'on nous permette une réflexion qui pourra paraître impertinente : il n'est pas hors de propos de remarquer que c'est justement à l'époque où l'influence du moral sur le physique est le mieux constatée que les médecins affectent de ne plus se distinguer des autres mortels, perdant ainsi de gaieté de cœur une bonne partie de leur influence sur leur malades. Plus de barbe : c'était, dit un personnage de Molière, la moitié du médecin ; plus de longues robes à larges manches ni de chapeaux pointus : Guénaut ne va plus à cheval, n'éclabousse personne et passe inaperçu dans nos rues, comme le premier venu. *Hâtez-vous de vous servir de ce remède pendant qu'il guérit encore*, mot funeste, aussi pernicieux à la médecine que le *Que sais-je ?* de Montaigne à la métaphysique, si les termes de chimie n'étaient venus fort à point pour remplacer le latin discrédité. Aujourd'hui, c'est le médecin qui détruit de ses mains la croyance au merveilleux et explique, c'est-à-dire nie le miracle, d'autant plus fortement que c'est parfois un médecin, son confrère qui le certifie. On nous permettra cependant de passer sous silence *la stigmatisée du Bois d'Haine* : il en est de Louise Lateau comme de Félida X.., le *cas du docteur Azam*, on n'ose plus en parler parce qu'on en a trop parlé et ce serait faire tort au lecteur français que de commenter l'excellent chapitre que Hack Tucke leur consacre.

C'est pourtant le plus étrange de tous les phénomènes psycho-pathologiques que cette action de la pensée sur les vaisseaux sanguins de la circulation. C'est peut-être lui seul qui explique le sommeil magnétique : d'après M. Moore, ce qui cause le sommeil c'est la suspension momentanée de l'action inhibitoire du cerveau sur les centres vasomoteurs, et cette suspension peut être l'effet d'une préoccupation, de l'attente. L'idée qu'on va être magnétisé à distance, à travers une porte, à une heure donnée, dans telles ou telles circonstances, suffit souvent pour produir le sommeil magnétique : l'opérateur peut souvent s'épargner le luxe un peu théâtral des passes et se dispenser d'une concentration de pensée fatigante pour lui et presque toujours inutile pour la réussite de l'expérience. En donnant une pilule de mie de pain pour endormir ou purger un malade, le médecin serait une vraie dupe, s'il se croyait obligé de tendre les ressorts de sa pensée et de sa volonté pour rendre efficace ce *remède de complaisance* : il pourrait bien en être de même dans les cas si surprenants de communication de la pensée à distance et d'influence directe de l'esprit sur l'esprit.

Le mot d'ordre de la science doit être : *doutez*. Il y a des idées dans l'air ambiant ; tous les historiens ont remarqué que la même conception politique ou scientifique se fait jour au même instant en dix endroits comme sur un mot d'ordre. L'inventeur est celui qui la fait aboutir, non celui qui la conçoit ou l'entrevoit. Voilà pourquoi, dès qu'une invention se fait jour, on accable l'inventeur de la gloire de ses devanciers : l'un a trouvé ceci, l'autre cela ; il ne restait plus rien à faire ; c'est tout au plus si l'on n'accusera pas l'homme de génie d'avoir fait reculer l'esprit humain dont il croit avoir reculé les bornes. A plus forte raison, dans un public restreint, faut-il admettre que ces idées qui voltigent dans l'air ambiant se poseront nécessairement sur ces deux ou trois esprits dans un laps de

temps déterminé. Parlons sans métaphore : c'est le
même déterminisme produit par les circonstances
extérieures qui fait naître ma pensée à moi qui
suis le malade et le patient, et votre pensée à vous
qui êtes le médecin et l'observateur. Votre étonnement est plus étonnant que le fait lui-même, car
s'il fait quarante degrés de chaleur dans la chambre où nous nous enfermons ensemble, ce n'est
vraiment pas merveille de nous entendre dire d'une
commune voix au bout d'une demi-heure, qu'il y fait
bien chaud ? Certes il y a des coïncidences merveilleuses, inexplicables, mais il faut prendre toutes ces épithètes dans leur sens restreint, car si
l'innéité est la mort de l'analyse, l'inexplicable
est la borne de la science et il n'y faut recourir
qu'en désespoir de cause.

Au moment où l'on s'efforce de rejeter les causes
et les fins dans l'inconnaissable, faut-il réintégrer
l'inconnaissable lui-même dans le domaine de la
science ? L'ancienne métaphysique disait que tout
est intelligible, que rien n'est réel qui ne soit rationnel : avons-nous changé tout cela et ce changement est-il le signe de l'ère positive et anti-
métaphysique ? Inexplicable ! ceux qui prononcent
ce mot sont des métaphysiciens inconscients, autrement, ils se contenteraient de dire inexpliqué. Le
docteur qui certifie un miracle, fait seul preuve
d'une pareille outrecuidance, car il dit modestement : « Les lois et les causes de la nature n'ont
pas de secret pour moi : je déclare en conscience et

sur mon honneur que telle guérison est inexplicable par les seules lois et causes naturelles. » Etrange application des deux côtés de la *méthode des résidus* ! Je me souviens d'avoir entendu un esprit qu'on faisait parler en interrogeant les tables prononcer les mots pompeux de *nature naturante* et de *nature naturée*. C'était à Carcassonne dans une vieille et fantastique maison de la *Cité*. Tous nos spirites convaincus de s'extasier, car personne ne comprenait ces deux mots, ni même ne les avait jamais entendu prononcer. Quelle preuve de l'existence des esprits ! C'est la preuve cartésienne elle-même : je croirai que les bêtes ont une âme quand elles me le diront. Il faut bien que les esprits existent, puisqu'ils parlent et dans une langue que l'interrogateur ne sait ni parler ni comprendre, autrement tout serait *inexplicable*. Je répondis que c'était pour le moins l'esprit de Spinoza et, poursuivant mon enquête, je découvris que l'un de ceux qui entouraient la table (la plupart étaient plus croyants que savants) avait fait ses études, non comme Sganarelle jusqu'à la quatrième, mais jusqu'à la philosophie et avait su par cœur avec son rudiment son manuel du baccalauréat. C'était l'origine des deux mots cabalistiques, mais celui qui les avait soufflés à l'esprit n'en savait rien et s'extasiait avec une parfaite bonne foi sur la profonde science de son propre écho.

Hack Tuk a raison de citer avec honneur les recherches de M. Gley sur l'hématose cérébrale et

l'état du pouls carotidien pendant le travail intellectuel : ce sont là des recherches positives bien
propres à faire entrer la psychologie dans sa voie,
et, disons-le, plus *scientifiques* que les formules
mathématiques, dont nous avons eu le tort d'en
laisser encombrer l'entrée, et surtout que les rève-
ries des magnétiseurs, amis du merveilleux. Il a
raison aussi de proscrire au nom de la morale certains modes d'expérimentation comme celui que
décrit Durand de Gros. Dans une salle d'hôpital on
annonce subitement comme au cinquième acte de
Lucrèce Borgia : « Vous êtes tous empoisonnés ! »
Les malades n'avaient pris que de l'inoffensive eau
sucrée. L'effet fut prompt : tous ou presque tous
eurent des vomissements et des nausées. Mais
quoi ! si l'un d'eux était mort de ces vomissements,
un juge équitable aurait-il pu absoudre le cruel
expérimentateur ? Empoisonner les gens par imagination n'est-ce plus les empoisonner ? On connaît les curieux effets des médicaments employés
à distance : supposez qu'un habile assassin use
demain de cet ingénieux moyen de tuer son homme
sans coup férir et qu'il l'empoisonne à distance.
Il n'y a qu'un casuiste de Pascal pour supposer
que le crime serait moins grand et admettre peut-
être que, dans ce cas, l'effet étant absolument
miraculeux, c'est Dieu lui-même qui opère. Or,
l'hypnotiseur joue ou plutôt se joue d'un cerveau
humain, frêle machine, en l'anémiant et en l'hype-
rémiant à plaisir : croyez-vous que la pensée et la

santé de l'esprit n'en subissent pas le contre-coup ?
Usons de la vivisection sur les animaux, en dépit de
notre sensibilité qui se révolte, dans l'intérêt supérieur de la science, soit ; emparons-nous avec em-
pressement des sujets d'expérience que l'impitoyable nature nous prépare dans les maladies nerveuses dont elle frappe notre espèce, fort bien ; encore
faut-il que le médecin et le savant s'entourent de
toutes les précautions imaginables. Mais qu'un
vulgaire hypnotiseur, mêlant à ce qu'il croit la
science des tours de prestidigitation, ait le droit de
se livrer publiquement à de parielles expériences
pour l'amusement de la galerie, cela est exorbitant.
Vous direz que les patients sont libres, que c'est de
bonne volonté qu'ils lui livrent leur cerveau à dé-
traquer ; n'importe, car ils ignorent souvent que
ces expériences sont malsaines et dangereuses ;
on les trompe sciemment en leur disant le contraire
et il est toujours dangereux d'abdiquer même momentanément la direction de son cerveau au profit
d'un autre. Il n'est peut-être pas superflu de rappeler, en face de ces tendances du jour, le beau
précepte de Kant : l'humanité est une fin en soi ;
il est donc interdit d'en faire un moyen pour une
autre fin, cette autre fin fût-elle la science, la gloire, ou les gros sous.

III

« Ma vie est à la merci du premier gredin qui
voudrait me faire mettre en colère », avait coutume

de dire John Hunter et il mourut effectivement d'une angine de poitrine causée par un accès de colère. Hack Tucke cite deux cas où une menace et une malédiction se sont réalisées *ipso facto*. « Que le dieu tout-puissant vous rende muet ! » dit un prisonnier que son gardien brutalisait ; pendant sept jours le gardien fut effectivement muet. « Puissiez-vous en quittant cette salle être frappé de paralysie ! » s'écria une femme exaspérée de voir son mari témoigner en justice contre ses fils, et le vieillard tomba en effet parlysé en sortant de la salle, et rien ne put décider la femme à retirer sa malédiction, selon le préjugé populaire, en crachant sur le malade, qui resta à l'hôpital. La même influence psychique qui donne les maladies peut aussi les ôter. Avant d'aborder la psycho-thérapeutique, résumons en quelques lois générales l'influence des faits sensibles et des faits intellectuels sur le corps. Nous suivrons exactement notre auteur.

1° Les idées qui résultent de la perception des impressions sensorielles peuvent d'elles-mêmes agir sur les extrémités internes des nerfs sensoriels et provoquer des sensations générales, spéciales, organiques, musculaires, toutes les illusions subjectives de la sensibilité.

2° Le rappel ou la réminiscence des idées est intimement liée avec l'activité des centres sensoriels en vertu de la loi que l'idée et la sensation renouvelées occupent les mêmes régions que l'idée et la sensation primitives, de sorte que le réveil de l'idée fait presque toujours renaître la sensation, mais atténuée et affaiblie.

3° Certains états cérébraux produisent une telle suractivité des centres sensoriels que cette activité devient périphérique et se traduit en illusions et hallucinations.

4° L'influence de l'intelligence peut, en détournant les courants nerveux, produire l'anesthésie aussi bien que l'hyperesthésie.

5° Outre les illusions, les hallucinations, les anesthésies, les hyperesthésies, l'intelligence crée dans le corps, par la continuité des idées qui l'occupent, d'importantes modifications organiques et de nouvelles idiosyncrasies.

6° Les mouvements musculaires qui expriment les états d'esprit sont *figuratifs* : les mêmes expressions désignent ces mouvements et les causes psychiques, et les mots sont alors pris tantôt dans leur sens littéral tantôt dans leur sens métaphorique. Les gestes s'expliquent par cette loi que l'énergie cérébrale se répand des centrs corticaux de l'idée sur les centres inférieurs qui s'y prêtent le mieux, c'est-à-dire sur ceux qui ont déjà précédemment portés à agir de même. C'est le principe de la moindre action ou de la moindre résistance appliqué aux phénomènes d'expression.

7° *Localisation des émotions* : quelques glandes sont sous l'influence spéciale de certaines émotions, le chagrin agit sur les glandes lacrymales, la tendresse maternelle sur les glandes mammaires, la fureur sur les glandes salivaires. Nulle émotion n'agit exclusivement sur un organe en particulier : cela résulte des sympathies qui unissent entre elles les différentes parties du corps. Une même émotion peut donc produire diverses maladies, mais, *les circonstances restant les mêmes,* on peut dire qu'elle produira toujours la même maladie. Conséquemment encore, la même émotion n'aura pas sur toutes les personnes la même influence : cela dépend du tempérament et du caractère. Certaines émotions cependant agissent chez tous les hommes sur les mêmes muscles, et cette loi est, pour ainsi dire, stéréotypée par l'hérédité. Les émotions vives (l'étonnement, par exemple) agissent spécialement sur les mouvements ; les émotions complexes (par exemple, les sentiments tendres) agissent plus particulièrement sur les glandes, comme Al. Bain l'a remarqué. La honte stimule la circulation cutanée et principalement des joues : rougeur des joues et des oreilles, honte et pudeur ; rougeur des yeux, colère ; rougeur du front, amour ; c'est une observation qui se retrouve chez les plus anciens physionomistes. Les émotions pénibles, déprimantes, agissent particulièrement sur les viscères abdominaux. Toutefois la règle n'est ni universelle ni exclusive : le chagrin se fait sentir au cœur et l'étreint ; la mélancolie et la tristesse troublent la respiration et font soupirer ; la joie et la gaieté disposent favorablement le foie et l'estomac.

8° *Règle de psycho-thérapeutique* : telle maladie détermine telle disposition sensible ou intellectuelle de l'esprit, concluez que réciproquement cette disposition intérieure déterminera cette maladie et qu'une disposition contraire l'atténuera et la guérira. Les maladies de foie rendent les gens irascibles plus que les maladies du poumon : donc la colère agira sur le foie plus que sur le poumon. Les affections du cœur s'accompagnent de préoccupation et d'anxiété, donc les inquiétudes produiront ou aggraveront les maladies du cœur, toutes choses égales d'ailleurs, plutôt que les maladies du foie. Les phtisiques, en dépit du mal qui les mine sont pleins d'espérance, donc l'espérance favorise la respiration. Ce mode d'analyse et de généralisation nous semble nouveau et ingénieux, mais il ne faut user de cette loi de réciprocité qu'avec prudence à cause de l'extrême complexité des phénomènes.

9° L'influence thérapeutique de l'esprit sur le corps ne se fait pas seulement sentir dans les maladies nerveuses, mais dans toutes les maladies : il vient au secours, dit notre auteur, de la *vis médicatrix* et lutte souvent avec succès contre la *vis vitiatrix naturæ*. Calmer, égayer, donner confiance, suggérer des motifs d'activité, distraire, fortifier l'attention, renforcer la volonté : tels sont nos moyens d'action. Sans charlatanisme aucun, et même sans nous abandonner au grossier empirisme, nous pouvons régulariser ces moyens d'action : le Braidisme est de beaucoup la meilleure méthode, car il est d'un emploi commode, presque instantané, et n'exerce aucune influence nuisible sur les idées et la rectitude du jugement. La base théorique du traitement psychique est la loi d'influence de l'attention et de la volonté sur toutes les régions du corps : suggestions mentales, passes magnétiques, fixation des yeux, inconscience ou demi-conscience, somnambulisme provoqué, il ne faut proscrire aucun des moyens que la science possède et qu'un homme de l'art, compétent et autorisé, surveille et contrôle.

Tout cela est-il assez précis et rigoureux pour satisfaire complètement le lecteur ? Il y a longtemps qu'Aristote a dit qu'il ne faut demander à chaque science que le degré de certitude qu'elle comporte et ne pas s'ingénier à fendre une bûche avec un rasoir. «En résumé, dit notre auteur, l'intelligence dépend primitivement de la sensation pour l'exercice des diverses fonctions, et elle est en étroite relation avec le système nerveux ; l'émotion, qui agit si fortement sur les fonctions organiques, exerce une influence spéciale sur les glandes et les tissus qui se rapportent aux membranes muqueuses ; la volonté, qui a pour fonction générale de déterminer le mouvement, agit principalement sur les fibres musculaires. A l'intelligence se rapportent les nerfs, les sensations ; à l'émotion, la peau, les glandes, le tube digestif, les fonctions organiques ; à la volonté, la contraction musculaire, le mouvement. Ces notions synthétiques que nous nous efforçons de justifier et qu'il convient d'appliquer avec mesure, sont un guide précieux dans l'étude des phénomènes psycho-somatiques. Mais pour rester dans le vrai, il faut ajouter « que l'Intelligence se borne d'ordinaire à agir sur le cerveau, bien qu'elle puisse dans certains cas agir aussi sur les mouvements et sur les fonctions organiques ; que les Emotions exercent presque exclusivement leur action sur le cœur et les poumons, les vaisseaux et les glandes ; enfin que la Volonté, impuissante à l'égard des tissus et des organes précédents, agit principalement sur les divers muscles du mouvement. »

Il faudrait, avant d'étudier la thérapeutique psychique, déterminer brièvement le pouvoir de la volonté sur le corps, influence que nos cours classiques résumaient jadis par une belle phrase de Bossuet : une âme guerrière est maîtresse du corps qu'elle anime. On dit volontiers aujourd'hui que la science est l'œuvre de la volonté et l'on revient ainsi à une théorie favorite de Descartes : la science en effet suppose l'abstraction et l'abstraction semble être l'œuvre de la volonté. Le savant et le philosophe sont des hommes habitués à suspendre par

un effort de volonté l'image qui tend à naître et à
s'affirmer : un bateau est pour les autres hommes
une barque, un canot, une chaloupe, un ponton, un
batelet ; pour le philosophe qui ne pense ni à la
forme ni au chargement du bateau, toutes ces images, sont vaines ; il les écarte quand elles tendent
à naître et à prévaloir sur l'idée abstraite et générale du bateau ; il morigène et réfrène son cerveau ;
il finit par dompter son imagination et demander à
propos d'une tragédie qu'est-ce que cela prouve, et
à propos d'un palais le nombre de ses fenêtres, la
largeur et la hauteur de la façade. Le philosophe
agit donc sur ses centres sensoriels pour les modérer et y étouffe l'image naissante comme tel homme agit sur son cœur pour en modérer ou même
en arrêter les battements, comme un ventriloque
renfonce sa voix et la dépouille de son timbre ;
mais ces derniers talents sont plus rares. On cite
des morts par effort de volonté : le docteur Cheyne
a observé un colonel qui avait la faculté de se donner à volonté toutes les apparences de la mort ;
plusieurs fois l'expérience faillit lui coûter cher,
et il finit par mourir subitement quelques heures
après une de ces expériences de mort simulée. Réciproquement, on cite des cas où un effort désespéré
de volonté rompt la léthargie ; Chrecton raconte
qu'une jeune femme qu'on allait mettre en bière
et qui était déjà revêtue du linceul, entendait les
chants sacrés, comprenait la lugubre cérémonie et
ne pouvait ni tendre les bras, ni crier, ni ouvrir

les yeux. On allait clouer le couvercle : la pensée
d'être enterrée vivante remplit son âme d'une terreur indicible, une sueur se produisit sur tout le
corps, on suspendit les funèbres préparatifs. « Quelques minutes après, la jeune femme donna des
signes évidents de retour à la vie ; elle ouvrit les
yeux et poussa un cri à fendre l'âme. »

Il serait curieux de savoir par quels moyens la
volonté agit sur le corps dans ces cas extraordinaires. Est-ce par l'intermédiaire de l'idée, de
l'image, de l'émotion ou par toutes trois à la
fois ?

Ceux qui ont le pouvoir de remuer les oreilles
soit séparément, soit toutes deux ensemble, de
hérisser leurs cheveux, de provoquer des sueurs,
ou le retour des aliments ingérés par leur seule
volonté, ceux-là n'en savent probablement pas
plus, en physiologie subjective, que nous n'en
savons nous-mêmes quand nous remuons le
petit doigt. Cureau de la Chambre nous fournit
une explication plausible, si toutefois on peut
appeler explication ce qui n'est peut-être que
l'énonciation pure et simple du fait. Les images
seraient localisées non pas dans le cerveau seulement, mais dans tout le corps ; la mémoire du pia-
niste serait littéralement au bout de ses doigts ; la
volonté ne ferait que susciter dans le cerveau les
images du mouvement prémédité et voulu ; au fond
de l'organisme les images similaires qui s'y trouvent déposées et localisées s'illumineraient soudain,

et comme l'image est un mouvement, aussitôt surgiraient les mouvements élémentaires qui concourent au mouvement total. L'influence de la volonté se *coulerait* ainsi jusqu'aux confins de l'organisme : telle l'étincelle électrique jaillissant en un point dessine dans un tube ou sur une surface la figure préparée d'avance par les solutions de continuité du corps conducteur. L'esprit aurait un corps d'images dont le corps organisé ne serait que le réceptacle et l'expression mécanique. Tantôt ces images seraient innées ou héritées, et alors la volonté prendrait le nom d'instinct ; tantôt ces images seraient acquises et habituelles, et la volonté en disposerait dès lors avec une science et une conscience plus parfaites. De nouveau le corps nous apparaîtrait comme l'habitude de l'esprit : le mouvement instinctif ou habituel ne serait que l'image réalisée et l'image que la volonté en arrêt.

M. Arloing a démontré qu'il y a des dissociations et des associations nouvelles de mouvements instinctifs uniquement produits par l'influence de la volonté. Les mouvements instinctifs seraient donc, eux aussi, des images évoquées automatiquement par l'activité psychique des centres cérébraux : l'inconscient actuel serait le résidu d'une conscience antérieure, et notre microcosme d'images serait en partie hérité, en partie créé par nous. Toutes ces images tendraient, comme les possibles de Leibniz, à la réalisation, et la volonté ou possession de soi-même deviendrait essentiellement un pouvoir d'inhibition cérébrale et de suspension cartésienne du jugement. Pensée, c'est parole intérieure ; penser, c'est se retenir de parler. De même, imaginer, c'est se retenir d'agir : les mouvements ne sont ni créés ni empêchés, car l'image non encore réalisée est un mouvement qui échappe aux sens. Ainsi la volonté, disons, si l'on veut, la liberté n'augmente ni ne diminue la quantité de force ou de mouvement qui constitue la circulation universelle de la vie : l'inconscient en devenant conscient ne change pas de nature, non plus que la montagne ou la forêt quand le soleil se lève ; l'image en devenant mouvement ne fait aussi que se manifester de devenir visible de latente qu'elle était. Il n'y aurait pas même passage du potentiel à l'actuel : l'image ne serait pas le potentiel du mouvement, mais le mouvement lui-même, et d'ingénieuses expériences, celles de Chevreul, par exemple, attesteraient la réalité actuelle du mouvement dans l'image. Nous avons loué Hack Tuk de s'être abstenu de toute métaphysique. Qu'il nous pardonne pourtant cette digression : le Français, né malin, est resté naïf ; s'il ne lâche plus la proie pour l'ombre, il reste, malgré qu'il en ait, un animal généralisateur et métaphysicien. La formule le Durand de Gros ne l'effraye pas : « Le rachitisme de l'intelligence, les déviations du caractère trouveront dans l'hypnotisme leur orthopédie. »

IV

Anglais et médecin, notre auteur termine heureusement son étude par des considérations pratiques et médicales sur la cure des maladies par l'influence du moral sur le physique : c'est la psychothérapeutique, l'hygiène et la médecine du corps par l'esprit. La question est des plus délicates. De quoi s'agit-il en effet ? d'appeler l'imagination à l'aide des médicaments ou de remplacer les médicaments par l'imagination. Qui ne voit qu'il est impossible d'ntroduire ici la mesure et le calcul, de doser, si l'on peut ainsi parler, l'émotion et l'imagination. La guérison d'un mal peut dès lors conduire en un pire. Hack Tuke étudie et critique trois guérisons racontées par Henri Lasserre. La première est celle d'une demoiselle, C. E., prise à la suite d'un scandale public d'une violente douleur dans le dos, puis admise quelques années après à l'hôpital comme atteinte de *myélite chronique*. On la mène à Lourdes ; c'était presque un cadavre ; à peine ses pieds eurent-ils touché l'eau qu'elle sent la vie revenir dans tous ses membres. « Je sens que la Vierge est présente ; je la vois, je la touche ! » La guérison dura cinq ans : une émotion détruisit ce qu'une

émotion précédente avait produit. La deuxième
est celle d'une épileptique devenue telle et peut-être
en outre paraplégique à la suite d'une grande
frayeur, car elle était extrêmement impressionna-
ble. Tous les traitements, bromures, électricité,
bains, phosphates, cautères avaient échoué. Une
neuvaine puis une visite à la grotte la guérirent :
elle courut à l'autel et finit par aider les autres
malades. On croit lire un récit des tablettes votives retrouvées dans le Tibre et attestant les miracles des anciens Asclépions. « Ces jours derniers,
un certain Gaïus qui était aveugle, apprit de l'oracle qu'il devait se rendre à l'autel, y adresser ses
prières, puis traverser le temple de droite à gauche,
poser les cinq doigts sur l'autel, lever la main et
la placer sur ses yeux. Il recouvra aussitôt la vue
en présence et aux acclamations du peuple. » La
troisième guérison relevée par notre auteur est celle
d'un prêtre paralytique ou du moins complètement
privé de l'usage de ses genoux qui étaient comme
enkylosés : exhorté par un confrère, témoin d'une
guérison miraculeuse, pressé, dit-il, par une voix
intérieure, un matin qu'il assistait à la messe, il
se sent guéri, il se lève, se met à genoux, marche
et, tout transporté, adresse une allocution à la
foule. Mêmes guérisons dites miraculeuses à Knock,
près de Caremeris, dans l'ouest de l'Irlande.

Le livre de Henri Lasserre cité concuremment aux
Annales de la Salpêtrière, voilà qui est nouveau et
qui peut scandaliser : hâtons-nous d'ajouter qu'il

est toujours cité avec un grand respect et qu'il est évident que c'est là pour notre auteur un document humain de premier ordre, comparable ou plutôt très supérieur à à tout ce qui nous a été laissé concernant les possédées de Loudun et le procès d'Urbain Grandier. Le dernier mot sur ces guérisons a été dit il y a longtemps par P. Pomponace : « On conçoit facilement les effets merveilleux que peuvent produire la confiance et l'imagination, surtout quand elles sont réciproques entre les malades et celui qui agit sur eux. Les guérisons attribuées à certaines reliques sont l'effet de cette imagination et de cette confiance. Les méchants et les philosophes savent que si à la place des ossements d'un saint on mettait ceux de tout autre squelette, les malades n'en seraient pas moins rendus à la santé, s'ils croyaient approcher de véritables reliques. » Voilà ce que pensaient, dès le XVe siècle, les méchants et les philosophes ; mais depuis, l'imagination s'est bien vengée de la raison, et cette maîtresse d'erreurs, d'autant plus fourbe qu'elle ne l'est pas toujours, a bien montré qu'elle est, comme dit Pascal, une puissance trompeuse et invincible.

Nous recevions récemment la visite d'un docteur lyonnais qui voulait bien nous annoncer qu'il a institué depuis quelques années une clinique des passions. La clientèle est nombreuse : notre docteur guérit principalement les maris libertins et emportés, la jalousie chez les hommes et chez les femmes, l'entêtement et la désobéissance chez les enfants. Que dis-je ? il prétend créer des aptitudes au droit, à la médecine, aux mathématiques : quatre cancres ont été par lui dotés de remarquables aptitudes théologiques. Mais citons quelques lignes de son étonnant recueil : « Mademoiselle X..., âgée de dix-neuf ans, était timide, concentrée, peu affectueuse, nullement expansive, égoïste, avare, ne partageant jamais avec ses sœurs ce qu'on lui donnait. D'après mon conseil, sa mère lui a administré 6 à 7 globules de *Calcarea carbonica* 300° dilution en une seule fois. Quinze jours plus tard, cette jeune fille se montrait plus expansive, plus affectueuse : elle embrassait sa mère quatre à cinq fois par jour, ce qu'elle n'avait jamais fait auparavant. » Tout aussi merveilleux sont les effets de *Lachesis* 200° et de *Causticum* 30°. Et ce que nous n'avons pas écrit, ce sont trois mots destinés à sauver l'honneur de l'homœopathie et qui font de ces guérisons des miracles non à dose infinitésimale et homœopathique, mais à la plus haute puissance : les remèdes sont administrés *à l'insu* des malades qui guérissent ainsi par l'imagination d'autrui, par la vertu étonnante du *similia similibus*.

Hack Tucke est certes moins ambitieux pour sa psycho-thérapeutique. Il souscrirait sans doute de tout cœur à ces paroles si sensées de notre vieux Laurent Joubert : « Nous disons communément en nos escholes : *Celuy guérit plus de malades à qui plusieurs se fient*. Et c'est de la forte imagination

qui a très grand pouvoir à faire impression en nous.
C'est une puissance de l'âme qui esmeut fort le
sang et les esprit, de sorte que si elle marche avec
une ferme opinion et confiance, les forces de nature
s'assemblent pour combattre le mal. Et pour autant
on voit de grands changements au malade, à la
seule arrivée du médecin dévotement attendu. Car
le désir et l'espoir estant satisfaits, l'âme se relève
et renforce contre le mal : tellement que bien souvent nature fait quelque brave saillie et effort,
chassant la matière du mal impétueusement, par
une *crise* qu'on appelle. » Les remèdes les plus
extravagants seraient-ils donc les plus efficaces
comme frappant davantage l'imagination ? Ce n'est
pas la pensée de Joubert qui a écrit un livre : *des
Erreurs populaires en médecine*, où ces remèdes
sont spirituellement dévoilés et raillés. Il est certain que les rois catholiques et hérétiques ont guéri
des écrouelles, mais faut-il pour cela reconnaître
des superstitions légitimes comme le bon Th. Reid
admettait des préjugés légitimes ? On conçoit l'embarras du médecin et du philosophe : pudeur et
fausse honte chez le médecin qui rougirait d'employer des moyens qui lui paraissent charlatanes-
ques ; scrupules chez le philosophe qui redoute
d'encourager les superstitions et d'en empoisonner
l'esprit dans l'intérêt du corps. Si le médecin laisse
voir son scepticisme, il affaiblit sa puissance sur
les ignorants ; s'il croit à l'efficacité réelle des
moyens employés, il risque d'affaiblir son autorité

scientifique auprès des savants. Que faire ? employer scientifiquement des remèdes qui ne passent point pour scientifiques. Un jour, raconte Diderot, des Espagnols abordèrent dans le Nouveau Monde des indigènes grossiers qui ne connaissaient pas l'usage du feu et leur dirent qu'ils allaient en allumer. — Vous connaissez donc ce que c'est que le bois ? — Non. — Du moins vous connaissez la nature du feu et la manière dont il prend au bois ? — Nullement. — Et puisque vous éteignez le feu avec de l'eau, certainement vous connaissez la nature de l'eau et vous savez comment elle éteint le feu — Pas davantage ! — Les indigènes éclatèrent de rire et tournèrent le dos aux Espagnols qui avec du bois qu'ils ne connaissaient pas allumèrent du feu qu'ils ne connaissaient pas et firent bouillir de l'eau qu'ils ne connaissaient pas davantage.

Il vaut mieux imiter les Espagnols que ces indigènes ignorants et, au fond, suffisants. Aussi, ne pouvant rapporter ici les curieux et innombrables faits cités par M. Hack Tuk, nous raisonnerons ainsi : peut-être la philosophie est-elle heureusement occupée à combler l'abîme autrefois creusé par elle entre l'âme et le corps ; peut-être l'animisme en physiologie et le monisme en cosmologie (pour ne pas employer le vieux mot de panthéisme) sont-ils en ce moment la pensée de derrière la tête de beaucoup de bons esprits ; dès lors, la dualité supprimée, vous agissez sur le même être en agissant sur le physique et sur le moral, envers et endroit d'une même étoffe ; la médecine et la philosophie ne sont plus simplement unies, elles sont confondues ; et, comme, selon le vieil Aristote, savoir c'est agir, vous reconnaîtrez que vous avez une notion exacte de l'esprit en forçant, pour ainsi dire, ses lois intimes à se manifester dans le corps par des phénomènes accessibles aux sens et mesurables. Peu à peu, par les effets, vous déterminerez numériquement la puissance de la cause, et la psychophysique vous fournira un moyen d'appliquer le calcul aux influences psychiques et de doser avec une approximation croissante les forces mentales que vous mettrez en jeu. Il est très vrai que ces forces combinées avec les forces nerveuses sont innombrables, mais le chaos d'aujourd'hui sera peut-être le cosmos de demain ; songez à ce qu'était la physiologie proprement dite il y a un demi-siècle. Ne rions donc pas à la légère des *tracteurs métalliques* et même du *baquet mesmérique*. Le médecin pourrait dire en effet : vous avez ri, je suis désarmé, réduit à l'impuissance. Conviction au moins apparente, solennité ou du moins gravité, ce sont là les conditions requises pour bien administrer les remèdes psychiques et exercer la médecine d'imagination. Elle réussit surtout dans la *Cité des Simples*, nom expressif d'un hospice d'aliénés d'Angleterre. Ajoutons deux préceptes importants, l'un de Sir John Forbes, l'autre du docteur Haygarth : n'employer que des remèdes simples, peu actifs ou même tout à fait inertes, qui ne puissent jamais troubler l'organisme ; entretenir les malades, comme on faisait jadis dans les temples d'Esculape, des cures merveilleuses opérées par ces remèdes inoffensifs. « Vous avez un médecin, que vous fait-il ? disait un jour Louis XIV à Molière. — Sire, nous causons ensemble ; il m'ordonne des remèdes ; je ne les fais pas et je guéris ! » Ce n'est pas des hommes de cette trempe que l'on peut dire qu'ils mourront guéris : empêchez par tous les moyens que vos clients ne lisent ou ne voient le *Médecin malgré lui* ou le *Malade imaginaire.*

Comme méthode de traitement des maladies, la psychothérapeutique, dans l'état actuel de la science, ne possède que deux moyens d'action vraiment efficaces et contrôlés : ce sont le Braidisme et les suggestions. C'est ainsi que le sommeil administré par le moyen des passes est aussi reposant et souvent moins dangereux que celui qui est produit par le chloral ou le bromure de potassium. L'anesthésie d'origine psychique est souvent préférable à l'anesthésie par le chloroforme ou le protoxyde d'azote. Suggérez la gaieté à l'hypocondriaque, cela vaudra mieux que de réfuter ses arguments pessimistes ou de railler ses lamentations : vous déterminerez peu à peu de nouveaux courants d'idées et d'émotions, et pour parler comme les cartésiens, vous creuserez de nouveaux lits aux esprits animaux. Autre avantage bien propre à mériter au Braidisme les préférencs du médecin et du philosophe : vous ne faussez pas l'esprit du malade ; vous n'y imprimez aucune superstition, aucun préjugé ; vous ne le troublez pas en surexcitant son imagination ou en produisant en lui un état d'attente anxieuse et énervante. Vos moyens d'action sont prompts et toujours sous votre main et vous pouvez par conséquent agir avec opportunité et saisir l'occasion si prompte à s'échapper, comme parle Hippocrate. « Oh ! que ne puis-je prendre une résolution et me « déterminer une bonne fois à me bien porter ! » s'écriait tristement le docteur allemand Waldestein. Feuchtersleben a pris pour épigraphe de son livre le précepte *Valere aude*, aie le courage de te bien porter. Le Braidisme donne au médecin le moyen de recueillir les forces diffuses de l'organisme, les velléités éparses et disséminées de l'esprit, de les concentrer dans l'attention et le vouloir et de les lancer toutes ensemble à l'assaut du mal. Le médecin substitue ainsi sa vive attention à l'attention languissante, sa forte volonté à la volonté défaillante du malade : il se fait, si je puis dire, nature médicatrice, agit non plus du dehors comme l'art, mais du dedans comme la nature. L'œuvre est identique à l'ouvrier et, s'il est vrai que cette production interne d'une œuvre excellente est la caractéristique du divin dans la matière, c'est de nos jours surtout et grâce au Braidisme, que nous a été dévoilé le sens profond du mot des anciens : *le médecin philosophe est l'égal des dieux.* Mais quoi ! nous ne vivons jamais qu'à la surface de notre âme, sans nous douter des trésors inemployés

qui dorment en nous. Il convient de terminer ce livre par une formule de salutation empruntée aux
anciens, mais en la modifiant légèrement, pour
qu'elle enveloppe tout à la fois l'hygiène de l'Esprit par le Corps et l'hygiène du Corps par l'Esprit : *Aude valere !*

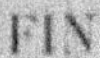

FIN

TABLE DES MATIÈRES

Préface.   1

I. — La Philosophie chez les médecins.   4

II. — Le séjour de Rabelais à Lyon   25

III. — Une théorie du Rire : Laurent Joubert . .   65

IV. — L'Art de connaître les hommes de Cureau
de la Chambre   99

V. — Guy Patin et ses amis Spon et Falconet .   141

VI. — L'Animisme de Cl. Perrault.   177

VII. — Théories microbiennes et hypnotiques.
Deux précurseurs : J.-B. Goiffon et D. Petetin.   199

VIII. — Deux lois psychologiques : loi de Chevreul,
loi de Charcot.   243

IX. — Le Corps et l'Esprit, d'après Hack Tuke .   277

LYON

Imprimerie **A. STORCK & C**ie

8, rue de la Méditerranée, 8